Lea Hyvärinen

Sehen im Kindesalter

Lea Hyvärinen

Sehen im Kindesalter

Normale und abweichende Entwicklung

Ins Deutsche übersetzt von
Christa Bauer

edition bentheim Würzburg 1993

Titel der Originalausgabe: Barnets syn, Helsingfors 1983.

Dieses Buch wurde hergestellt mit
freundlicher Unterstützung des
**Ministeriums für Umwelt, Jugend und Familie
der Republik Österreich**

Die Deutsche Bibliothek - CIP-Einheitsaufnahme

Hyvärinen, Lea:
Sehen im Kindesalter : Normale und abweichende Entwicklung /
Lea Hyvärinen. Ins Dt. übers. von Christa Bauer -
Würzburg : Ed. Bentheim, 1993
 Einheitssacht.: Barnets syn <dt.>
 ISBN 3-925265-45-7

© edition bentheim, Ohmstr. 7, 97076 Würzburg
Tel. 0931/2092-167 (Vertrieb), Fax: 0931/2092-251

Das Buch oder Teile davon dürfen weder fotomechanisch, elektronisch
noch in irgendeiner anderen Form ohne schriftliche Genehmigung des
Verlages wiedergegeben werden.

Lektorat: W. Drave
Herstellung: cityDruck GmbH Würzburg

Inhalt

Vorwort Ministerin Maria Rauch-Kallat, Wien 7

Vorwort der Autorin 9

Kapitel 1
Die normale Entwicklung des Sehvermögens 13

Kapitel 2
Das Sehverhalten eines normalsichtigen Kindes 23

Kapitel 3
Schielen und Amblyopie 31

Kapitel 4
Sehuntersuchung bei Vorschulkindern 37

Kapitel 5
Entwicklung des Sehvermögens bei sehbehinderten Kindern . . 39

Kapitel 6
Die Entwicklung sehbehinderter Kinder 47

Kapitel 7
Ersatzfunktionen - Stereotypien 59

Kapitel 8
Sehbehinderte Kinder mit zusätzlichen Behinderungen 61

Kapitel 9
Spielsituationen zur Förderung der motorischen Entwicklung . . 69

Kapitel 10
Sehbehinderung, die während des Vorschulalters auftritt 79

Kapitel 11
Die Rolle der Gesundheitsvorsorge 83

Kapitel 12
Die Rolle des Krankenhauses 87

**Adressen der Frühförderstellen in Österreich,
der Schweiz und Deutschland** 93

VORWORT

der Bundesministerin für Umwelt, Jugend und Familie
der Republik Österreich,

Maria Rauch-Kallat

Die Frühförderung sehbehinderter und blinder Kinder hat sich in den letzten 20 Jahren zu einem der wichtigsten Bereiche pädagogischer Arbeit mit Sehgeschädigten entwickelt. Die frühe Hilfe für die Betroffenen wie für deren Eltern ist aus dem komplexen Unterstützungssystem nicht mehr wegzudenken.

Aus eigener Erfahrung mit meiner - inzwischen erwachsenen blinden Tochter weiß ich, wie Eltern für jede nur mögliche Anregung, jeden Hinweis, jede Information dankbar sind, um ihren behinderten Kindern viel von dem zu ermöglichen, was nichtbehinderte Mädchen und Jungen täglich erleben, lernen und erfahren.

Das vorliegende Buch "Sehen im Kindesalter" enthält grundlegende Informationen über die Sehentwicklung von Kindern, über mögliche Sehbeeinträchtigungen, ihre Ursachen sowie über die Früherkennung und trägt somit dazu bei, sowohl den Eltern sehbehinderter und blinder Kinder als auch den Frühförderern und dem medizinischen Personal weitere Informationen zur Verfügung zu stellen.

Das Bundesministerium für Umwelt, Jugend und Familie freut sich deshalb, daß mit seiner Unterstützung dieses Buch erscheinen konnte und hofft, damit einen Beitrag zu leisten, daß blinde und sehbehinderte Kinder sich ebenso entfalten und entwickeln können wie alle anderen Kinder. Ziel muß ein gleichberechtigtes Miteinander in allen Bereichen des Lebens und unserer Gesellschaft sein.

Vorwort

Im allgemeinen verläuft die Entwicklung eines Kleinkindes problemlos, doch weichen auch gesunde Kleinkinder manchmal von der normalen Entwicklung ab. Wenn Abweichungen jedoch früh diagnostiziert werden, sind sie oft leichter zu korrigieren.

Die Frühdiagnose von Problemen des Sehvermögens erfordert, daß die Betreuer des Kindes mit der normalen Entwicklung des Sehvermögens vertraut sind. Einmal informiert, können Eltern, Tagesbetreuer und Pflegepersonen in den Kinderkliniken reagieren, wenn eine Funktion des Sehvermögens verzögert eintritt oder auf andere Art vom Erwarteten abweicht. Wenn die Störung möglichst früh erkannt und sofort behandelt wird, besteht die Möglichkeit, daß das Sehvermögen sich bestmöglich entwickelt.

Aus zwei Gründen muß das Sehvermögen von Kleinkindern und Kindern untersucht werden :

- *erstens, die Untersuchung hilft, Risikokinder oder Kinder, die bereits funktionale Amblyopie (das sogenannte "schwachsichtige, unterdrückte Auge") entwickelt haben, zu entdecken,*

- *zweitens, die wenigen Kinder zu finden, die eine beidseitige Sehbehinderung, eine schwere Augenkrankheit oder einen Tumor haben.*

Einseitige Sehschwäche (funktionelle Amblyopie) bzw. das unterdrückte Auge bedeutet, daß das andere Auge normal funktioniert und das Kind daher normal sieht. In unserer modernen Gesellschaft ist es aber wichtig, daß beide Augen normal sehtüchtig sind. Oft kann man verhindern, daß die funktionelle Amblyopie sich entwickelt und durch Übungen kann sie behandelt werden. Je früher das Problem erkannt und behandelt wird, desto besser sind die Erfolge. Daher ist es wichtig, die betroffenen Kinder so früh wie möglich zu erkennen. Dieses Ziel hat neue Anforderungen an die Qualität der frühkindlichen Sehuntersuchungen gestellt und zur Entwicklung neuer Methoden für die Einschätzung des Sehvermögens bei Kindern geführt. Es ist absolut notwendig, daß Eltern und Pflegepersonen sich mehr Wissen über die Entwicklung des frühkindlichen Sehvermögens und die Symptome abweichenden (abnormalen) Sehvermögens aneignen.

In den letzten Jahren hat das Frühbetreuungspersonal erkannt, wie bedeutend die ersten Lebensmonate für die Entwicklung eines normalen Sehvermögens sind und wie wichtig das Sehen für die normale Entwicklung eines Kindes ist.

Unsere Einstellung gegenüber der Frühförderung von sehbehinderten Kindern hat sich völlig geändert. Es ist den Augenärzten, Kinderärzten, Psychologen und Lehrern klar geworden, daß die Frühdiagnose von Sehbehinderung von allergrößter Wichtigkeit ist. Um mit der Frühförderung möglichst früh beginnen zu können, müssen wir diejenigen, die sich mit den Kindern befassen, weiterbilden, damit sie fähig sind, Abweichungen von der normalen Entwicklung zu erkennen.

Augentumore, schwere Augenkrankheiten und Geburtsfehler sind äußerst selten. Die meisten von uns begegnen nie einem Kind mit irgendeinem dieser Probleme.

Viele dieser Krankheiten sind erblich und haben rezessiven Charakter, d.h. das krankheitstragende Gen wird von beiden Eltern weitergegeben. Die Eltern sind normalerweise gesund und sich ihres Risikos, Träger einer Erbkrankheit zu sein, nicht bewußt. Auf diese Weise tritt ein Sehschaden oder eine Augenkrankheit in einer Familie auf, die bisher keinerlei Erfahrungen im Umgang mit einem nicht normalsichtigen Kind hat.

Dieses Buch befaßt sich eingehend mit den Problemen, die im Zusammenhang mit Sehbehinderung bei Kleinkindern auftreten, in der Hoffnung, die Früherkennung zu erleichtern und die Unsicherheit der Normalsichtigen zu vermindern, wenn sie mit einem sehbehinderten Kind und seiner Familie zu tun haben. Wenn wir ängstlich reagieren, trägt unsere Reaktion zusätzlich zur Belastung eines behinderten Kindes und seiner Familie bei.

Einige der vielen wichtigen Fragen im Zusammenhang mit sehbehinderten Kindern werden in diesem Buch behandelt. Wenn eine Frage zu kurz oder gar nicht angesprochen wird, kann der Leser zusätzliche Informationen einholen, indem er sich an das örtliche Früherziehungsteam wendet, oder, falls es keine örtlichen Einrichtungen gibt, an die nationale Vereinigung der Sehbehinderten oder an die Schulen für Sehbehinderte.

Ursprünglich wurde dieses Buch als Hilfe für das Personal in Gesundheitszentren in Finnland und anderen skandinavischen Ländern und für die Eltern sehbehinderter Kinder geschrieben. In Skandinavien sind die Augenreihenuntersuchungen und die grundlegende Gesundheitsvorsorge eine Aufgabe der Gesundheitszentren. In Ländern, in denen das Gesundheitssystem anders organisiert ist, wendet sich das Buch an Personen, die mit den Vorsorgeuntersuchungen befaßt sind. Die deutsche Ausgabe wendet sich an Eltern, Frühförderer und medizinisches Personal.

Der Originaltext auf schwedisch und finnisch ist in enger Zusammenarbeit mit mehreren Gesundheitsschwestern (public health nurses) und einer Reihe von Familien mit sehbehinderten Kindern entstanden. Die Bearbeitung dieser deutschen Ausgabe ist in gleicher Weise durch mehrere Stufen gegangen. Die Übersetzung ins Deutsche erfolgte durch Mag. Christa Bauer. Bei der Weiterbearbeitung des Textes haben Dr. med. A. Langmann sowie mehrere Eltern und Frühbetreuer mitgewirkt. Dann habe ich den Text mit meiner Schwester Leena Schulz bearbeitet. Zum Schluß hat Frau Dr. Christiane Sakmann den Text nochmals durchgelesen und Verbesserungen vorgeschlagen.

Die Hilfe aller Mitarbeiter ist von großer Bedeutung bei der Ausarbeitung der endgültigen Fassung dieses Buches gewesen. Ihnen allen möchte ich meinen aufrichtigen Dank aussprechen.

Espoo (Finnland), im Juli 1993   Lea Hyvärinen

Kapitel 1

DIE NORMALE ENTWICKLUNG DES SEHVERMÖGENS

Wir werden alle mit geringem Sehvermögen geboren. Die Sehschärfe eines Neugeborenen beträgt 0,03 oder 6/200. Das Sehen verbessert sich sehr rasch während der ersten Lebenswochen, wenn Netzhaut, Sehbahnen und die Sehhirnrinde ihre Vernetzungen entwickeln.

Die Sehschärfe gibt das Sehvermögen in der Mitte des Gesichtsfeldes an; dies entspricht dem Mittelteil der Netzhaut. Dieses Gebiet, die sogenannte Makula, hat einen Mittelpunkt mit einem winzigen gelben Fleck, der sogenannten Fovea. Bei der Geburt noch nicht völlig entwickelt, ähnelt da die Struktur der Fovea der umgebenden Netzhaut, wo die Sehschärfe auch bei Erwachsenen geringer als in der Fovea ist. Die inneren Schichten der Netzhaut werden vom gelben Fleck zur Seite geschoben und es bildet sich eine kleine Grube. Am Grund dieser Vertiefung werden die Sinneszellen, die Zäpfchen, dicht zusammengedrängt. Dieser strukturelle Aufbau der Netzhaut ist die anatomische Basis für die gute zentrale Sehschärfe des Erwachsenen. Gleichzeitig mit der Entwicklung der Retina vollzieht sich auch die rasche Entwicklung der Sehbahnen und der Sehrinde. Die Fortsätze der Nervenzellen, die Dendriten, wachsen und nehmen Kontakt mit den anderen Zellen auf. Wenn die Kontaktstellen, die Synapsen, verwendet werden, um Sehinformationen weiterzuleiten, wird ihre Funktion dauerhaft. Wenn aber eine Synapse nicht verwendet wird und die Menge der chemischen Substanzen, die benötigt wird, um Informationen weiterzugeben, klein bleibt, dann schreitet die Entwicklung nicht

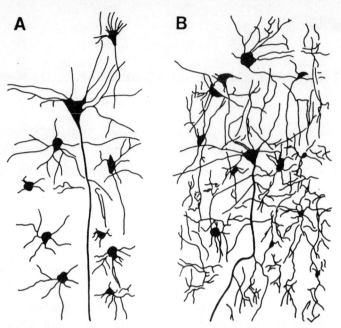

Abb. 1 A: Bei der Geburt gibt es sehr wenig Zellkontakte in der Sehhirnrinde.
B: Im Alter von 3 Monaten hat sich das Netz der Verbindungen schon sehr weit entwickelt.

normal voran. Die Funktion der Synapsen ist damit für die normale Entwicklung der Zellkontakte nötig (Abb. 1).

Obwohl wir zwei Augen haben, sehen wir nur ein Bild. Binokulares (beidseitiges) Sehen, die Sehinformation beider Augen, wird in den Zellen der Hirnrinde, die mit den Sehbahnen beider Augen verbunden sind, zu *einem* Bild verschmolzen. Sehinformation von der rechten Hälfte beider Netzhäute wird in die rechte Gehirnhälfte weitergegeben, Information von der linken Hälfte der Retinae in die linke Gehirnhälfte (Abb. 2).

Die nervliche Grundlage dafür, daß wir mit beiden Augen nur ein Bild wahrnehmen können, existiert schon bei der Geburt. Stereoskopisches Sehen (= Tiefensehen) kann man schon im Alter von zwei bis drei Monaten feststellen. Das binokulare Sehen entwickelt sich normal, wenn beide Augen gleich verwendet werden und wenn die zwei Bilder sich zu einem verschmelzen. Wenn die Bilder ungleich sind und nicht verschmolzen werden können, kann sich das binokulare Sehen nicht entwickeln. Die Ursache dafür können ver-

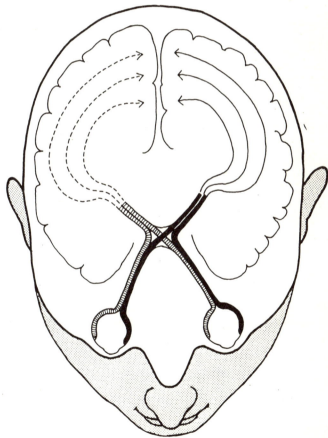

Abb. 2: Die Sehbahnen. Die Nervenfasern von der rechten Seite beider Netzhäute führen in die rechte Hälfte des Gehirns und die Fasern von der linken Seite in die linke Hälfte.

schiedene Brechungs- (=Refraktions-)fehler der Augen oder organische Anomalien sein: Während ein Auge ein klares Bild liefert, ist das Bild des anderen verschwommen. Wenn dies auftritt, verwendet das Kind entweder beide Augen abwechselnd, oder es bevorzugt ein Auge. Wenn die Vernachlässigung eines der beiden Bilder sich über längere Zeit fortsetzt, tauchen strukturelle Änderungen der Sehbahnen auf, die zur Amblyopie, dem schwachsichtigen Auge, führen.

Weitsichtigkeit (Hyperopie) ist eine häufige Ursache für die Entwicklung einer Amblyopie. Weitsichtigkeit verursacht notwendige Akkommodation[1] schon beim Distanzsehen, aber eine noch viel stärkere beim Nahsehen. Akkommodation und Konvergenz[2] sind eng gekoppelte Funktionen. Auf diese Weise kann verstärkte Akkommodation zu verstärkter Konvergenz führen. Die Augen können schielen, wenn sie nahe Gegenstände betrachten, und das Kind hat die unangenehme Erfahrung, alles doppelt zu sehen. Um das Sehen von Doppelbildern (Diplopia) zu vermeiden, kann das Kind seine Augen abwechselnd verwenden oder dazu neigen, den Gebrauch eines Auges vorzuziehen und dabei das Bild des anderen Auges zu unterdrücken.

Wenn die Ungleichheit des Brechungsunterschiedes (Refraktionsfehler) der beiden Augen oder die Weitsichtigkeit durch Brillen ausgeglichen wird, oder die Ausrichtung der Sehachsen chirurgisch korrigiert wird, kann das binokulare Sehvermögen wieder normal werden. Wenn das binokulare Sehen verlorengegangen ist, können beide Augen noch so

---

[1] Akkommodation: Veränderungen der Brechungskraft des Auges durch die Veränderung der Form der Linse
[2] Konvergenz: das Einwärtsdrehen der Augen, wenn man nahe Gegenstände betrachtet

trainiert werden, daß die zentrale Sehschärfe sich normal entwickeln kann. Je früher die Störung im binokularen Sehen auftritt, desto eher sollte sie korrigiert werden. Frühe Eingriffe in binokulare Sehstörungen bedeuten im allgemeinen, daß weniger korrigierende Schritte unternommen werden müssen, und daß bessere Resultate erzielt werden. Training und Korrektur sollten begonnen werden, bevor die Plastizität der Hirnrinde sich verringert.

Die neuere Forschung über Akkommodation und Konvergenz hat gezeigt, daß schon das Neugeborene Konvergenz ausüben kann, und daß erwachsenengemäße Akkommodation schon im Alter von zwei bis drei Monaten vorhanden ist.

Während der ersten Lebenswochen ist genaue Akkommodation nicht notwendig, da die Sehschärfe gering ist. Wenn die Sehschärfe sich verbessert, werden Veränderungen in der Bildqualität bei verschiedenen Entfernungen deutlicher bemerkbar.

So wird das Kind durch zeitweise klare Bilder belohnt und das Gelingen wird zur Belohnung und zum Anreiz für weiteres Üben.

Die normale Sehschärfenentwicklung ist daher für die normale Entwicklung der Akkommodation nötig. Die Sehschärfe verbessert sich auf 0.1 (6/60) im Alter von drei Monaten und ist mit sechs Monaten nah an den Werten der Erwachsenen. Die Sehschärfe eines Auges kann sich verringern, wenn das Auge nicht verwendet wird.

Während des ersten Lebensjahres kann eine kleine Schwellung des Lides den Gebrauch des Auges so stören, daß das binokulare Sehen und die Entwicklung des zentralen Sehens beeinträchtigt wird. Diese Störung kann dauerhaft bleiben, auch nachdem die Schwellung verschwunden ist. Aus diesem Grunde ist es wichtig, daß Abweichungen von der normalen Entwicklung erkannt und sofort behandelt werden.

Die Entwicklung des Sehens kann durch Schielen (= Strabismus) beeinträchtigt werden, auch nach einer normalen Entwicklung im ersten Lebensjahr. Im Alter von 2-4 Jahren verwendet ein Kind sein Sehvermögen zunehmend für genauere visuelle Aufgaben im Nahbereich. Dazu bedarf es genauerer Akkommodation als früher. Wenn das Kind weitsichtig ist, kann es zu schielen beginnen und entweder nur ein Auge ständig verwenden oder beide Augen abwechselnd. Wenn das Schielen nicht korrigiert wird, geht das binokulare Sehen verloren. Ebenso kann ein ungleicher Brechungsfehler das binokulare Einbildsehen noch im Vorschulalter beeinträchtigen.

Die Kontrastempfindlichkeit, die Fähigkeit, kleine Unterschiede in der Helligkeit angrenzender Oberflächen wahrzunehmen, ist bei der Geburt nur gering entwickelt. Das Neugeborene kann Gegenstände mit großen Kontrasten wahrnehmen, z.B. die Augen und Lippen eines menschlichen Gesichts. Das ist für die frühe Kommunikation jedoch ausreichend, da das Neugeborene die wichtigsten Grundausdrucksformen sieht und imitiert (Abb. 3). Die Kontrastempfindlichkeit verbessert sich während des ersten Lebensjahres rasch und erreicht im Alter von drei Jahren den Grad eines Erwachsenen.

Wie das Farbsehen bei Kindern funktioniert, ist bisher noch nicht ganz genau bekannt. Die Sensibilität eines zwei Monate alten Kindes gegenüber den Spektralfarben ähnelt der eines Erwachsenen.

Während der ersten Lebenswochen interessiert sich der Säugling für hochkontrastierende schwarz-weiße Figuren mit einfachen geometrischen Mustern. Diese werden länger be-

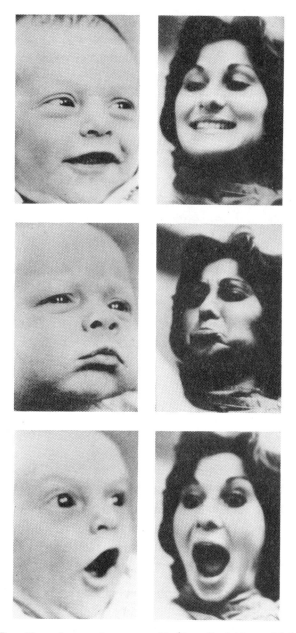

Abb. 3: Das Neugeborene kann verschiedene Gesichtsausdrücke wahrnehmen und imitieren. (Foto mit freundlicher Erlaubnis von Frau Dr. Field)

trachtet als komplizierte schwarz-weiße Muster oder farbige Gegenstände. Mit zwei Monaten verschwindet diese Bevorzugung einfacher Formen. Das Kind interessiert sich jetzt für neue und kompliziertere Sehobjekte. Interesse für Neues ist ein typisches Merkmal eines normalen Säuglings.

Obwohl fast die gesamte Netzhaut eines Säuglings schon funktionsfähig ist, reagiert er mit drei Monaten nur auf Gegenstände innerhalb des zentralen 60° Winkels seines Gesichtsfeldes. Mit sechs Monaten reagiert der Säugling normalerweise rasch auf Sehstimulation am Rande seines Gesichtsfeldes und verwendet so die gesamten 180° des Gesichtsfeldes. Die Reaktionen auf beiden Seiten des Gesichtsfeldes sind symmetrisch.

Die Augenbewegungen eines Neugeborenen sind wenig kontrolliert. Der Fixationsreflex, die Grundlage der Sehentwicklung, ist schon bei der Geburt vorhanden. Diesen Reflex haben auch die meisten Frühgeborenen nach der 33. Schwangerschaftswoche.

Ein Neugeborenes fixiert üblicherweise einen Gegenstand, sieht ihn an und versucht, seinen Bewegungen mit den Augen zu folgen, wenn der Gegenstand langsam auf einer horizontalen Ebene bewegt wird.

Manchmal brauchen Säuglinge sehr attraktive Gegenstände, um den Bewegungen zu folgen, z. B. ein menschliches Gesicht oder ein blinkendes Licht. Der rote Ball, der oft verwendet wird, um die Folgebewegung zu überprüfen, ist nicht sehr interessant. Ein Lieblingsspielzeug ist oft ein ansprechenderes Ziel für die Fixation (Abb. 4).

Vertikale Fixationsbewegungen sind manchmal bei der Geburt vorhanden, normalerweise tauchen sie jedoch im Alter zwischen vier und acht Wochen auf. Die Augenbewegungen sind während der ersten Wochen schlecht kontrolliert

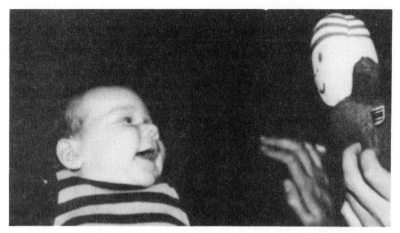

Abb. 4: Ein zwei Monate alter Säugling "redet" mit seiner Lieblingspuppe.

und ruckartig, aber im Verlauf des zweiten Monats werden sie ruhig. Das Fixieren eines sich bewegenden Gegenstandes ist jedoch am Ende des ersten Lebensjahres noch nicht perfekt. Die korrigierenden Bewegungen, die nötig sind, um einen sich bewegenden Gegenstand dauerhaft zu fixieren, sind langsamer als die eines Erwachsenen; daher springt das Bild auf dem gelben Fleck eines Säuglings von einer Seite zur anderen.

Die raschen Sakkadenbewegungen[3] zur Fixierung eines am Rande des Gesichtsfeldes auftretenden Objekts sind beim Neugeborenen vorhanden, aber sehr langsam. Ein Erwachsener bewegt seine Augen in einem Schwung zu einem Objekt am Rande des Gesichtsfeldes, während ein Säugling mehrere kleine Bewegungen durchführt, bis das Objekt fixiert ist. Mit sechs Monaten sind die Sakkadenbewegungen schnell und exakt. Sie sind oft mit einer gleichzeitigen Kopfdrehung und Handbewegung zur Erreichung des Gegenstandes kombiniert.

---

[3] Sakkaden: rasche Augenbewegungen von einem Fixationspunkt zum nächsten

Die Brechung ist eine nicht-visuelle Meßgröße, die sich während des ersten Lebensjahres beachtlich verändert. Die Refraktion der Augen verändert sich von Monat zu Monat während des raschen Wachstums des Augapfels in der Zeit von der Geburt bis zum Alter von zwei Jahren. Astigmatische[4] Fehler treten während des ersten Lebensjahres häufig auf, aber die meisten verschwinden während des zweiten Jahres wieder. Gleichzeitig verringert sich üblicherweise die Weitsichtigkeit. Starke Brechungsfehler, die die Entwicklung des Sehens beeinträchtigen, sollten korrigiert werden. Falls eine Brille notwendig ist, ist es leichter, das Kind im Säuglingsalter dazu zu bringen, die Brille zu tragen, als erst im Alter von 1 - 2 Jahren.

Die Phase der raschesten Entwicklung tritt während des ersten Lebensjahres auf, aber die Entwicklung der Feinanpassung erfolgt während des gesamten Vorschulalters. Wie schon oben erwähnt, kann das normale binokulare Sehen noch vom zweiten bis vierten Lebensjahr gestört werden. Es gibt sogar Kinder mit normaler Sehschärfe und normalem binokularen Sehen bei Tests im Alter von vier Jahren, welche trotzdem vor dem Schuleintritt Amblyopie, mit oder ohne Schielen, entwickeln.

Die Testergebnisse des binokularen und Tiefensehens werden im Alter von 9 bis 10 Jahren besser. Die Leistung in komplizierteren Tests verbessert sich bis zum Alter von 16 Jahren.

Es ist schwer zu sagen, ob die besseren Testergebnisse auf bessere Konzentration oder auf eine tatsächliche Entwicklung der Sehfunktionen zurückzuführen sind.

---

[4] Astigmatismus: verzerrtes Sehen, verursacht durch eine unregelmäßige Krümmung der Hornhaut = cornea

Kapitel 2

DAS SEHVERHALTEN EINES NORMALSICHTIGEN KINDES

Es gibt eine große Variationsbreite im Sehverhalten der Neugeborenen. Viele scheinen an ihrer Umgebung nicht interessiert zu sein, während andere ihre Augen offen haben, herumschauen und verschiedene Gegenstände fixieren. Wenn man den Säugling aufrecht hält, versucht er, seine Augen einem Fenster oder einer anderen Lichtquelle zuzuwenden. Die Pupillen des Säuglings reagieren auf Licht, obwohl das manchmal schwer herauszufinden ist.

Wenn ein Erwachsener seinen Kopf vor dem Baby bewegt, macht das Baby manchmal Folgebewegungen. Auch wenn die Augenbewegungen noch nicht gut koordiniert sind, ist ständiges Schielen während der ersten Wochen jedoch nicht normal. Die normale Sehentwicklung erfordert, daß die Augen gerade ausgerichtet sind und meistens den gleichen Gegenstand anschauen.

Während des ersten Lebensmonats beginnt der Säugling Gegenstände, die sich in der Nähe seines Gesichts befinden, zu betrachten.

Er ist besonders am menschlichen Gesicht interessiert und schaut so intensiv in die Augen von Erwachsenen, als ob er durch ihren Kopf hindurchschauen würde (Abb. 5).

Augenkontakt in dem frühen Säuglingsalter scheint etwas sehr Ernsthaftes zu sein, da das Kind nicht fähig ist, den Erwachsenen anzulächeln. Das Lächeln tritt gewöhnlich um die

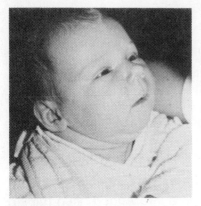 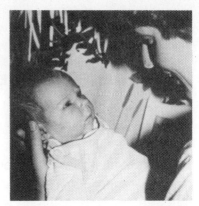

Abb. 5: Ein sehr ernster, einmonatiger Säugling hat guten Augenkontakt zu seiner Mutter entwickelt.

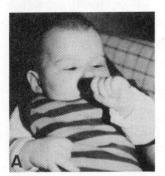 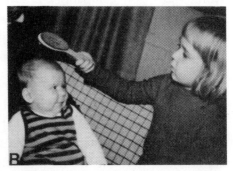

Abb. 6 A: Ein drei Monate altes Baby untersucht seine Hand.
Abb. 6 B: Es hat mehrere verschiedene Gesichtsausdrücke und bewundert hier gerade seine ältere Schwester.

sechste Woche auf. Zur gleichen Zeit beginnt das Kind sich für komplizierte Muster in seiner Umgebung zu interessieren (Abb. 4).

Mit drei Monaten sind sowohl Akkommodation als auch Konvergenz so gut koordiniert, daß es dem Säugling möglich ist, seine Hand genau zu betrachten; zuerst flüchtig, wenn sie zufällig an seinen Augen vorbeigeführt wird. Später wird er die Hand absichtlich nahe an seine Augen bringen (s. Abb. 6 A).

Ein drei Monate alter Säugling betrachtet seine Hand und seine Finger stundenlang. Dieses Verhalten ist ein wichtiger Schritt in der Entwicklung der Auge-Hand-Koordination. Durch diese Tätigkeit beginnt der Säugling, Sehinformationen mit motorischer Information in Verbindung zu bringen; er beginnt, sich eine dreidimensionale Welt zu bauen. Zur selben Zeit lernt das Baby auch, Spielzeug in seiner Hand zu halten und es aus kurzer Entfernung längere Zeit zu betrachten. Es beginnt auch, nach einem Spielzeug zu greifen.

Die Entwicklung des Raumbegriffes und der visuellen Orientierung (Sehorientierung) führen zur auditiven Orientierung (Hörorientierung). Das Baby beginnt, seinen Kopf zu einem Hörreiz nah bei seinem Ohr zu drehen. Die Entwicklung der Hörorientierung ist bei blinden und schwer sehbehinderten Kleinkindern oft verzögert, da der visuelle Raumbegriff sich noch nicht entwickelt hat.

Mit drei bis vier Monaten betrachten die meisten Kleinkinder Tätigkeiten in ihrer Umgebung und haben gelernt, ihre kommunikativen Mienen zu variieren (Abb. 6 B). Beide Augen schauen normalerweise auf den gleichen Gegenstand. Schielen darf nur auftreten, wenn das Baby müde wird.

Mit sechs Monaten beobachtet das Baby seine Umgebung, schaut Spielsachen nach, die ihm aus der Hand fallen und erkennt Lieblingsspielsachen oder Speisen aus der Entfernung. Kleine Gegenstände interessieren es innerhalb einer Entfernung von ein-bis eineinhalb Metern. Wenn ein Erwachsener dem Kind ein kleines Spielzeug zeigt, während er sich fortbewegt, schaut es zuerst auf das Spielzeug und richtet dann seinen Blick vom Spielzeug auf das Gesicht des Erwachsenen, wenn die Entfernung größer als ein oder eineinhalb Meter wird.

Die Fähigkeit, ein Objekt zu fixieren und ihm mit den Augen zu folgen, kann verwendet werden, um die Sehschärfe grob einzuschätzen. Der kleinste Gegenstand, der das Interesse des Kindes anzieht, wird gemessen. Das ist eine andere visuelle Funktion als die, die üblicherweise in Sehschärfetests gemessen wird. Kleine Bälle werden auf dem Boden vor dem Kind gerollt oder an dünne Stäbchen gebunden und vor einem kontrastierenden Hintergrund bewegt. Die Augenbewegungen des Kindes werden beobachtet. Der gleiche Ball auf dem Stäbchen kann verwendet werden, um den äußeren Rand des Gesichtsfeldes des Kindes zu messen, indem man ihn langsam von hinten in sein Gesichtsfeld hineinbewegt (Abb. 7).

Es gibt einen neuen Test, den sogenannten Gittersehschärfetest (grating acuity cards), der mißt, wie gut ein Kleinkind gestreifte Muster, sogenannte Gitter, wahrnehmen kann. Die Testkarten haben zwei Felder, das eine mit Strei-

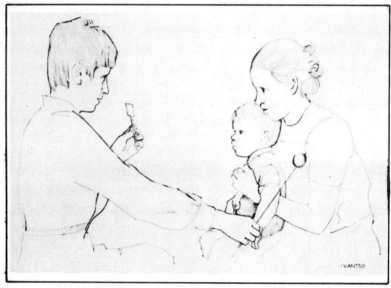

Abb. 7: Das Gesichtsfeld eines Kindes kann ungefähr mit einem kleinen Ball an einem dünnen Stäbchen gemessen werden. Wenn der Ball ins Gesichtsfeld des Kindes hineinkommt, bewegt das Kind seine Augen und den Kopf in Richtung des Balles.

fen, das andere nur grau. Kleine Säuglinge tendieren dazu, die Streifen anzuschauen, wenn sie diese als Muster erkennen können, das heißt so lang sie den Unterschied zwischen den Streifen und dem grauen Feld wahrnehmen können. Indem man dem Kind Muster mit immer dünneren Linien zeigt, kann man die Änderung im Verhalten des Kindes sehen, wenn es die Streifen nicht mehr sieht. Die Sehschärfe, die mit Gittern gemessen wird, unterscheidet sich von der Sehschärfe, die mit Sehschärfetabellen gemessen wird.

Wenn sich der Raumbegriff entwickelt hat, und das Kind gelernt hat, seine Gliedmaßen zu koordinieren, ist es bereit, nach interessant aussehenden Objekten zu greifen, oder sich daraufzuzubewegen. Von diesem Alter an sitzt das Kind sehr gerne in Kisten verschiedener Größe, oder spielt unter Tischen und Stühlen. Durch diese spielerische Tätigkeit entdeckt es den Raum, sowohl visuell, als auch mit seinem Körper. Diese Phase des Experimentierens ist für die Entwicklung des Raumbegriffs sehr wichtig.

Das Interesse eines Kindes an Büchern und Bildern ist individuell verschieden und hängt davon ab, wie sehr es mit diesen Medien in Kontakt gebracht wird. Die Entwicklung des Begriffes "gleich - ungleich" kann durch die Auswahl der Spielzeuge und des Spielmaterials beeinflußt werden.

Während des zweiten Lebensjahres erweitert sich die visuelle Sphäre des Kindes, und viele Kinder entwickeln ein genaues Sehvermögen für entfernte Gegenstände. Es kommt auch häufig vor, daß Zweijährige Autos aus einer größeren Entfernung als ihre Eltern erkennen. Die Faszination an den in der Entfernung sich bewegenden Gegenständen nimmt öfters vor dem Schulalter wieder ab.

Wenn ein Kind ferne Gegenstände bemerkt, Verwandte und Freunde von weitem erkennt und sein Spielzeug findet, muß es ein gutes Sehvermögen auf zumindest einem Auge haben. Das andere Auge muß jedoch nicht normalsichtig sein. Um herauszufinden, ob beide Augen normal funktionieren, muß die Sehschärfe auf beiden Augen getrennt gemessen werden. Das kann in Spielsituationen gemacht werden, indem man dem Kind jeweils ein Auge abdeckt und beobachtet, ob das Kind wirklich beide Augen ähnlich verwendet. Ein offensichtlicher Unterschied in der Bereitschaft des Kindes, seine Augen zu verwenden, sollte vom Augenarzt näher untersucht werden.

Im Alter von zwei Jahren ist es möglich, Sehschärfe mit speziellen Bildern, die für diesen Zweck geeignet sind, zu messen. Das Kind sollte behutsam, z.B. in Spielsituationen, an das Abdecken eines Auges gewöhnt werden, bevor ein Sehschärfetest durchgeführt wird.

Nachdem das Kind mit der Augenabdeckung vertraut ist, kann die Sehschärfe an jedem Auge getrennt gemessen werden.

Mit etwa zweieinhalb bis drei Jahren sind die meisten Kinder mit Büchern und Bildern vertraut. Es ist dann leichter, Sehschärfe- werte zu untersuchen und die Binokularität mit einem Stereotest zu prüfen. Wenn die Augen gerade ausgerichtet sind und wir normale und symmetrische Sehschärfe an beiden Augen und normale Tiefenschärfe messen können, entwickelt sich das Sehvermögen wahrscheinlich normal.

Sehschärfe und Stereosehen werden in vielen Ländern routinemäßig kontrolliert. In den meisten Ländern können Reihenuntersuchungen im Alter von drei bis vier Jahren und kurz vor dem Schuleintritt durchgeführt werden. Durch das Vorhandensein verschiedener Sehschärfespiele ist es möglich, Sehschärfe auch zu Hause und zu jeder beliebigen Zeit zu messen. Asymmetrische Sehschärfe oder der Unwillen des Kindes, auch das andere Auge zu benutzen, sollten unbedingt zu einem Besuch bei einem Augenspezialisten führen.

Im Alter von vier Jahren entwickeln Kinder die Fähigkeit, kleine Sehobjekte zu unterscheiden, die nah beieinander liegen. Die Augenbewegungen, die nötig sind, um den Blick von einem kleinen Bild oder Buchstaben auf einen anderen zu lenken, sind üblicherweise gut koordiniert. Einige Kinder haben jedoch unregelmäßige Sakkadenbewegungen und überspringen Teile der Sehinformation.

Die Fähigkeit, kleine, speziell angeordnete Symbole zu sehen, kann mit eigens dafür entwickelten Tests gemessen werden, z.B. der LH-Nahsehtest mit speziell aneinandergereihten Symbolen.

Die Qualität des Nahsehvermögens bei Kindern, die Probleme beim Lesenlernen haben, muß sehr sorgfältig eingeschätzt werden - da sonst leicht einem Kind, das nur Schwierigkeiten mit dem Sehen hat, das falsche Etikett der Dyslexie[5] aufgedrückt werden könnte.

Auch bei einem Kind, das schon im Vorschulalter bei einem Augenarzt war und das als normalsichtig eingeschätzt wurde, können sich später Sehprobleme entwickeln. Daher sind weitere Augenkontrolluntersuchungen während des gesamten Vorschulalters wichtig.

Wenn ein Kind einen Sehschärfetest, den es vorher schon einmal bestanden hat, nicht mehr schafft, sollte die Möglichkeit der sehr seltenen Erbkrankheiten, die Sehschärfeverschlechterungen und andere neurologische Veränderungen verursachen, geprüft werden.

---

[5] Dyslexie: Leseschwäche, Legasthenie

Veränderungen in der Persönlichkeit des Kindes und in seinem Sehvermögen finden oft gleichzeitig statt und erschweren daher das Einschätzen des Sehvermögens.

JEDES KIND, DESSEN REIHENUNTERSUCHUNGSERGEBNISSE VON DER NORM ABWEICHEN, MUß VON EINEM AUGENARZT UNTERSUCHT WERDEN.

Kapitel 3

SCHIELEN UND AMBLYOPIE

Es wurde schon früher betont, daß die Augen eines normalsichtigen Säuglings oder Kindes gerade ausgerichtet sind. Beide Augen sollten auf den gleichen Gegenstand schauen, und die Sehschärfe sollte symmetrisch sein. Wenn ein Baby oder Kind zu schielen beginnt, muß es von einem Augenarzt untersucht werden.

Manchmal ist es schwierig festzustellen, ob die Augen gerade ausgerichtet sind oder nicht. Das ist besonders dann der Fall, wenn das Kind einen breiten Nasenrücken hat. Um zu prüfen, ob die Augen gerade sind, kann man eine Taschenlampe verwenden und beobachten, ob das Licht symmetrisch von beiden Pupillen reflektiert wird (Abb. 8).

Schielen mit kleinem Schielwinkel kann bei diesem Test übersehen werden. Wenn eine abweichende Funktion vermutet wird, sollte das Kind sobald wie möglich untersucht werden. Es ist für einen Augenarzt oft schwierig, ein kleines Kind zu untersuchen, dessen Aufmerksamkeit von Geräuschen und interessanten Gegenständen in der Praxis abgelenkt wird. Darum muß der Arzt versuchen, mit dem Kind spielerisch umzugehen. Obwohl die Untersuchung unterhaltsamer erscheinen mag als eine gewöhnliche medizinische Untersuchung, ist sie ernsthafte Arbeit und sollte nicht gestört werden.

In manchen Fällen tritt das Schielen nur periodisch auf und ist beim Arztbesuch gerade nicht vorhanden. Sollte das Schielen wieder auftreten, so ist eine weitere Untersuchung nötig.

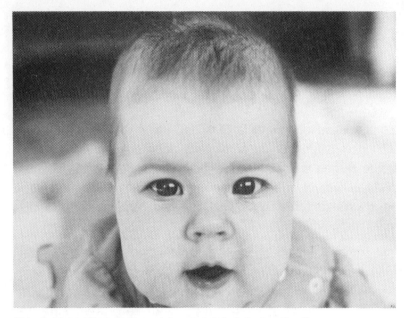

Abb. 8: Lichtreflexe zeigen sich symmetrisch in den Pupillen

Die Behandlung des Schielens kann das Tragen von Brillen, das Zukleben eines Auges (Okklusion), eine Operation, oder alle drei Maßnahmen erforderlich machen. Jeder Fall muß individuell behandelt werden. Im allgemeinen wird eine Operation durchgeführt, um entweder die Augen des Kindes geradezurichten, um damit die Entwicklung eines binokularen Sehens zu ermöglichen, oder, wenn das Kind kein binokulares Sehen hat, aus kosmetischen Gründen. Der Zeitpunkt der Operation, um das binokulare Sehen sicherzustellen, ist von entscheidender Bedeutung. Ein zu langer Aufschub kann einen teilweisen Verlust des Sehens verursachen. Der chirurgische Eingriff aus kosmetischen Gründen kann üblicherweise zu einer beliebigen Zeit erfolgen. Es ist also wichtig zu wissen, ob die Operation ein kosmetisches oder ein funktionelles Ziel verfolgt.

Die Amblyopie hängt meist mit dem Schielen zusammen, kann manchmal aber auch bei Kindern mit gerade gerichteten Augen auftreten. Bei der Amblyopie ist die zentrale Sehschärfe eines sonst gesunden Auges verringert, weil sein Bild nicht für höhere, assoziative Sehfunktionen im Gehirn verwendet wird. Wenn beide Augen geöffnet sind, wählt das Kind unbewußt das Bild des besseren Auges. Wenn das unterdrückte Auge und das normale Auge nacheinander abgedeckt werden, kann die Reaktion des Kindes verschieden sein. Die Abdeckung des normalen Auges ist für das Kind störender als das Abdecken des sehschwachen Auges (Abb. 9).

Wenn eine Korrektur der Amblyopie möglich ist, besteht sie darin, die Ursache der Ungleichheit beider Augen zu beseitigen. Das unterdrückte Auge sollte in Spielsituationen trainiert werden, während das dominante (bessere) Auge mit etwas undurchsichtiger oder durchscheinender Abdeckfolie bedeckt wird. Eine lohnende Spielsituation wird das Kind ermutigen, das sehschwache Auge zu verwenden. Das Kind und ein Erwachsener können z.B. Bücher mit vielen kleinen Bildern und interessanten Details anschauen, oder der Erwachsene

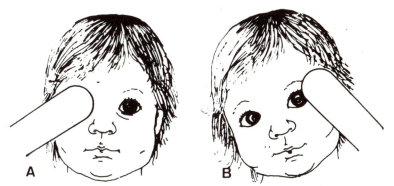

Abb. 9: Wenn ein unterdrücktes Auge abgedeckt wird, reagiert das Kind weniger stark (A), als wenn das normale Auge abgedeckt wird (B).

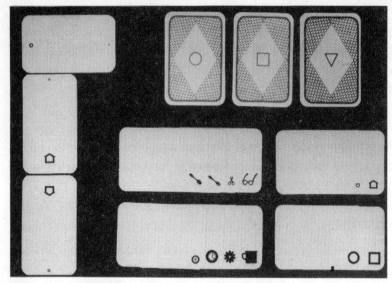

Abb. 10: LH-DOMINO und BUST-LH Spielkarten für das Training eines sehschwachen Auges

zeichnet kleine Bilder und fragt das Kind um Rat, damit das Kind sich besonders auf die Spitze des Stiftes konzentriert. Puzzles und alle Spiele, die eine genaue Auge-Hand-Koordination verlangen, sind wertvolle Trainingshilfen.

Wenn sich die Sehschärfe bessert, wird es schwierig, genügend kleine Bilder aufzutreiben. Spezielles Trainingsmaterial wie LH-DOMINO und BUST-LH Spielkarten sind sehr nützlich (Abb. 10).

Wenn sich im Gebrauch des gehemmten Auges im Nahbereich Fortschritte zeigen, kann man mit verschiedenen Ballspielen, die genaue Folgebewegungen auf verschiedene Entfernungen verlangen, anfangen.

Es erfordert viel Zeit, Geduld und Phantasie, um Spielsituationen zu schaffen, die das Kind dazu verlocken, das unterdrückte Auge wirklich einzusetzen. Je intensiver aber das Training, desto eher wird man Resultate feststellen können.

Wenn die normale Sehschärfe erreicht ist, kann das Training verringert werden. Die Situation sollte aber bis zum Schulalter sorgfältig kontrolliert werden, erst dann ist die Reife der Sehfunktionen so sicher, daß der Erfolg bleibend ist.

Wenn die Bedeutung der frühen Behandlung und ständigen Kontrollen der Sehentwicklung allgemein bewußt ist und auch beachtet wird, wird die Qualität des Sehens der Kinder in Zukunft besser sein.

Kapitel 4

SEHUNTERSUCHUNG BEI VORSCHULKINDERN

Die Sehuntersuchung stützt sich auf die Beobachtung der Sehentwicklung und einige einfache Tests.

Alter	Beobachtungen, Test	Mögliche Abweichungen
Neugeborenes	Pupillenreaktion, brechende Medien klar	Kolobom der Iris[6], Grauer Star, Schielen
0 - 3 Monate	Entwicklung von Augenbewegungen, Augenkontakt, bewußtes Lächeln, Folgebewegungen.	Wandernde, umherschweifende Augenbewegungen, Schielen
4 - 6 Monate	Zusammenführen der Hände in der Mitte, beobachtet und erkennt ferne Gegenstände	Grauer Star kann stärker werden und Sicht beeinträchtigen. Schielen kann mit RLF[7] oder mit Tumor zusammenhängen

[6] Kolobom der Iris: ein Teil der Iris fehlt, meist im unteren Bereich.
[7] RLF = Retrolentale Fibroplasie: Erkrankung der Retina bei Frühgeborenen (= Retinopathy of Prematurity, ROP)

Alter	Beobachtungen, Test	Mögliche Abweichungen
7 - 10 Monate	Peripheres Sehvermögen symmetrisch, bemerkt Brösel, Pinzettengriff, Tests: Hirschberg, Folgebewegungen	Sehr weitsichtige Kinder entwickeln vielleicht kein Schielen, sind aber an kleinen Ggst. NICHT interessiert
1 - 2 Jahre	Erkennt Menschen aus der Ferne, interessiert sich für Bilder u. Bücher	Schielen, geringes Interesse an Lernen durch SEHEN
3 - 4 Jahre	Erkennt Bilder und Testsymbole in näherer und weiterer Distanz, Sehschärfe symmetrisch	beeinträchtigtes Nachtsehen durch Erbkrankheiten
5 - 6 Jahre	Sehvermögen wie bei Erwachsenen, aber Probleme bei dicht aneinandergereihter Sehinformation	Verschlechterung der Sehschärfe durch Erbkrankheiten

Kapitel 5

ENTWICKLUNG DES SEHVERMÖGENS BEI SEHBEHINDERTEN KINDERN

Früher hat man geglaubt, daß sich das Sehvermögen sehbehinderter Kinder auch ohne Training zu seiner maximalen Kapazität entwickelt. Heute wissen wir, daß das Sehen eine erlernte Funktion ist, und daß seine Qualität durch Training in der sensiblen Periode verbessert werden kann. Wie das normalsichtige Baby, muß der sehbehinderte Säugling die Akkommodation, Folgebewegungen und die Konvergenz lernen. Alle diese Funktionen sind notwendig, um ein deutliches Bild auf der Netzhaut zu bilden und schließlich die Verschmelzung der beiden Bilder im Gehirn zu ermöglichen.

Einem normalsichtigen Kind gelingt es hin und wieder, ein deutliches Bild auf seine Netzhaut zu projizieren. Seine Sehbahnen übermitteln dieses klare Bild ins Gehirn. So wird das Baby für seinen Versuch der Akkommodation und Konvergenz belohnt und zu weiteren Anstrengungen ermutigt. Dem Baby gefallen deutliche Bilder, und nach und nach wird die Funktion automatisiert.

Ein sehbehindertes Kleinkind und ein normales Kind mögen die gleichen nervlichen Mechanismen haben, die notwendig sind, um ein Bild zu fixieren und die entstandenen Bilder an den entsprechenden Stellen der Netzhäute beider Augen zu behalten. Das Bild des sehbehinderten Kindes ist aber entweder auf der Netzhautebene nicht deutlich, oder die Sehbahnen können das Bild nicht richtig übermitteln. So kann das Baby die genaue Akkommodation nicht lernen. Oft ist die Koordination der Augenmuskeln nicht so genau wie bei normalsichtigen Kindern und Nystagmus[8] entwickelt sich. In diesem Fall hat der Säugling nicht nur eine primär-sensorische Sehbehinderung, sondern auch eine fehlerhafte motorische Funktion.

Falls ein sehschwaches Kind nichts außer einer Lichtquelle fixiert, kann man das Fixieren und die Folgebewegungen durch die Verwendung mehrerer Taschenlampen, vor die man einfache geometrische Figuren klebt, trainieren. Ein Sehreiz, der ein- und ausgeschaltet wird, ist äußerst wirkungsvoll. Wenn das Kind gelernt hat, auf das Taschenlampenlicht mit adäquaten Augenbewegungen zu reagieren, kann man ihm einfache Objekte und Bilder mit starken Kontrasten zeigen. Nachdem das Kind gelernt hat, diese aus der Nähe zu betrachten, können sie immer weiter entfernt werden, damit die visuelle Sphäre des Kindes erweitert wird.

Es ist sehr schwierig, ein sehbehindertes Kind dazuzubringen, etwas in der Ferne zu betrachten. Es gibt keine allgemeinen Regeln, wie man dieses Problem lösen kann, da jedes Kind eine neue Herausforderung darstellt. Die folgenden Vorschläge sind jedoch Beispiele für machbare Trainingsmethoden.

Jedes Familienmitglied sollte etwas deutlich Wahrnehmbares tragen, damit das Kind eine Chance hat, Familienmitglieder schon von weitem zu erkennen. Das spezielle "Etwas" können Brillen sein, ein heller Haarschmuck, ein Tuch usw... Wenn das Baby mit der Flasche gefüttert wird, kann das Fläschchen zu einem visuellen Stimulans werden, indem es in einen gestreiften Flaschenwärmer gesteckt (Abb. 11) oder

---

[8] Nystagmus (Augenzittern): unwillkürliches, rasches Zittern des Augapfels, das waagrecht, senkrecht oder rotierend sein kann, oder eine Kombination dieser verschiedenen Bewegungen.

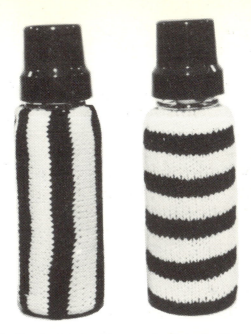

Abb. 11: Die Flasche ist ein wirkungsvoller Sehreiz. Sie kann durch stark kontrastierende Streifen leicht sichtbar gemacht werden. Das Geräusch der Milch motiviert den Säugling zu versuchen, das Fläschchen ausfindig zu machen.

bemalt wird. Ein sehbehindertes Baby kann schon früh lernen, das Geräusch der Milch im Fläschchen zu erkennen. Da die auditive Orientierung noch nicht entwickelt ist, versucht das Kind, das Fläschchen mit den Augen zu entdecken.

Viele sehbehinderte Kinder haben weitere Behinderungen. Ihre Fähigkeit, Sehinformation zu nützen, kann derjenigen normaler Kinder unterlegen sein. Wenn das Sehen nur hin und wieder angewendet wird, und der Bildgehalt schwer auszuwerten ist, sind die Chancen für eine normale Sehentwicklung minimal.

Ein Kind, das nicht lernt, sein Sehvermögen zu entwickeln, sollte viel mehr seiner Zeit bei den Eltern, anderen Erwachsenen oder Kindern verbringen. Das hilft ihm, etwas über andere Menschen zu lernen, über sich selbst, und seine Beziehung zu ihnen.

Wenn es überhaupt Hoffnung auf Sehentwicklung gibt, sollte visuelle Stimulation als Teil des täglichen Spiels praktiziert werden. Einige Kinder, die ihr Sehvermögen im ersten Jahr anscheinend nicht angewendet haben, haben es im Laufe des zweiten Lebensjahres gelernt. Nachdem sie einmal begonnen hatten, Dinge anzuschauen, haben sich die Sehfunktionen rasch entwickelt. Da die Synapsen der Gehirnzellen im Laufe des ersten Jahres zunehmen, ist es möglich, daß allmählich genügend Sehinformation die höheren assoziativen Funktionen erreicht, sodaß das Kind sich seines Sehvermögens bewußt wird.

Wenn es sich einmal seiner Sehfunktionen bewußt ist, beginnt es sie zu verwenden und lernt rasch dazu, da die Synapsen zwischen den Gehirnzellen ausreifen.

Um besser zu sehen, halten sich sehbehinderte Kinder und Säuglinge Gegenstände dicht vor das Auge. Einwärtsschielen ist oft die Folge, da das Kind außergewöhnlich starke Anstrengungen zur Akkommodation machen muß. Diese zusätzliche Akkommodation kann durch Lesebrillen verhindert werden, die schon ab dem dritten und vierten Monat verwendet werden können. Babies, die nicht akkommodieren können, bekommen durch eine Lesebrille ein viel deutlicheres Bild.

Es ist schwierig, gute Brillenrahmen für Säuglinge zu finden, aber es gibt welche. Kinder gewöhnen sich im Säuglingsalter leicht daran, Brillen zu tragen. Wenn sich das Gesichtsfeld des Babies erweitert hat, sollten die ersten Brillen mit Leselinsen durch bifokale mit einem großen Lesesegment für Nahsehen ersetzt werden.

Sehbehinderte Kleinkinder brauchen eine sorgfältige Überprüfung ihres Sehvermögens einmal monatlich während des ersten Lebensjahres und zumindest zweimal jährlich bis zum Schulalter. Dabei sollte der Entwicklung *aller* Sehfunktionen Aufmerksamkeit geschenkt werden: Sehschärfe, Gesichtsfeld, Farbsehen, Kontrastempfindlichkeit und die möglichen Unterschiede der Sehfunktionen bei verschiedenen Helligkeitsstufen.

Viele sehbehinderte Säuglinge und Kinder können nur innerhalb eines knapp begrenzten Helligkeitsbereiches gut sehen. "Gute Beleuchtung" nach allgemeinem Standard kann für sehschwache Augen sehr störend sein. Eine Anpassung der Raumbeleuchtung und dunkle Brillen sind für Kinder mit Netzhautdegeneration oder bei Trübungen in den brechenden Medien des Auges oft von großer Bedeutung.

Die Anwendung des Sehens bei Kindern mit eingeschränkter Konzentrationsspanne oder Sehbehinderung kann verbessert werden, indem man die Menge der vorhandenen Sehinformation verringert und den Kontrast erhöht.

Ein Leuchtpult ist ein guter Spieltisch für einige Kinder, um ihr Spielzeug besser sehen zu können. Für andere Kinder, die am besten im Halbdunkel sehen, kann man Spielzeuge mit Leuchtfarben bemalen. Spielzeuge und Zeichnungen, die man mit Leuchtfarben bemalt hat, werden in einer halbdunklen Umgebung, in der Tische und Wände dunkel sind, deutlich sichtbar. Auf diese Weise lenkt die Umgebung das Kind nicht ab und es kann die Gegenstände leichter sehen. So eine Situation ermöglicht es einem sehr sehschwachen Kind, das zu sehen, was es gezeichnet hat - ein ganz wichtiger Faktor in der Entwicklung der Auge-Hand-Koordination. Einige Kinder könnten auch in der Lage sein, eine speziell für diese Kinder geschaffene Fernsehhilfe in Anspruch zu nehmen, die den Kontrast der Bilder erhöht.

Die meisten sehbehinderten Kinder lernen mehr aus ihren Büchern und aus ihrer Umgebung, wenn sie mit geeigneten visuellen Hilfen ausgestattet werden. Gewöhnliche, klare Brillen, spezielle Sonnenbrillen, Vergrößerungsgläser und ein Fernsehlesegerät sind sogar im frühen Alter sehr nützlich. Sobald die motorische Funktion der Hände ausreichend ist, kann ein Teleskop sehr wirkungsvoll eingesetzt werden, um die Welt des Kindes zu erweitern. Da diese Kinder die Augen ganz nahe an ihrer Arbeit haben müssen, wenn sie zeichnen, kann man mit Hilfe einer Staffelei oder einer schräg aufstellbaren Arbeitsfläche die Entwicklung einer schlechten Haltung verhindern.

Sehtraining ist ein unerläßlicher Teil der Frühförderung bei Sehbehinderten. Gegenwärtig gibt es einen Mangel an speziell ausgebildeten Lehrern für die Förderung sehbehinderter Vorschulkinder. Daher muß man den Personen, die sich um das Kind kümmern, diese für sie wichtigen Informationen geben. Dadurch lernen sie, Spielsituationen zu improvisieren, die in den normalen Tagesablauf des Kindes passen. Unser Ziel ist es, jedem Kind zu helfen, daß es die bestmögliche Ausnützung des Sehrestes während des Großteils des Tages erreicht, da auch ein sehr schwacher Sehrest in den meisten Lernsituationen äußerst wichtig ist. Die Übungen können ein Teil der Physikotherapie sein, da Sehübungen die motorische Entwicklung und umgekehrt motorische Übungen den Gebrauch des Sehens unterstützen. Die Hände in der Mitte zusammenzubringen hilft dem Kind oft, die Augen besser zu koordinieren.

Die Spielsituationen sollten so beschaffen sein, daß das Kind lernt, ein Objekt zu fixieren und ihm mit den Augen in verschiedene Entfernungen zu folgen; es sollte lernen, Entfernungen, Richtung und Geschwindigkeit einzuschätzen, sowie verschiedene Formen zu unterscheiden, und es sollte lernen, wie man Sehinformation mit der Information, die man durch andere Sinne bekommt, koordiniert. Das alles sollte vom Kind als Spiel empfunden werden und nicht als formeller Unterricht oder Training.

Eine geringe Sehbehinderung bleibt oft während des ersten Lebensjahres unentdeckt und manchmal sogar noch im zweiten. Wenn das Kind entfernten Objekten keine Aufmerksamkeit schenkt, wird das oft fälschlich als spezieller Charakterzug des Kindes interpretiert. Wenn das Kind aber Dinge nie bemerkt, die seine Altersgenossen immer bemerken, wird sich die Familie möglicherweise Sorgen um das Sehvermögen des Kindes machen.

Eine leichte Sehbehinderung beeinträchtigt die Frühentwicklung eines Kindes nicht, wenn die Menschen, die es betreuen, die Natur seiner Sehprobleme verstehen und akzeptieren. Eine leichte Sehbehinderung kann leicht übersehen werden, weil sich das Kind im normalen Tagesablauf normal verhält. Da kann manchmal ein Kind als dumm, unvorsichtig oder achtlos erscheinen, wenn es eine Situation aufgrund seiner mangelnden Sehinformation falsch auslegt. Es ist wichtig, daß in diesen Situationen keine negativen Kommentare fallen. Alle Kinder müssen lernen zu schauen, bevor sie etwas tun, aber sehbehinderte Kinder müssen lernen *zweimal* zu schauen. Und sie werden es lernen, wenn man sie in einer freundlichen Art darauf aufmerksam macht.

Kapitel 6

DIE ENTWICKLUNG SEHBEHINDERTER KINDER

Ein Neugeborenes erfährt nur wenig durch das Sehen. Tastinformation, besonders die über den Mund erfahrene, Gleichgewichtsinformation durch seine eigenen Bewegungen, Riechen und Schmecken sind am Anfang am wichtigsten. Die zwei Sinne, die mit Entfernung zu tun haben, das Sehen und das Hören, werden von Geburt an verwendet, aber ihre Rolle als wichtigste Informationsquelle entwickelt sich erst später.

Während der ersten Lebenswochen bekommt ein sehbehindertes Kind fast die gleiche Anzahl von Sinnesrückmeldungen wie ein sehendes Kind, da die Bedeutung des Sehens noch so gering ist. Die Sehbehinderung ist zu diesem Zeitpunkt für den Säugling kein Problem. Wohl aber ist sie ein Problem für die Eltern, die oft eine Krise durchmachen und sich enttäuscht fühlen. Sie haben ein gesundes Kind erwartet und haben nun ein behindertes. Manchmal haben sie wegen ihrer negativen Reaktion Schuldgefühle und brauchen Zeit, diese Reaktion als normal anzunehmen. Während dieser ersten Krise mag es ihnen schwer fallen, das Baby in den Arm zu nehmen, auch wenn sie wissen, wie wichtig das ist. Wenn sie das Baby im Schoß haben, fällt es ihnen manchmal schwer, Kontakt aufzunehmen, besonders wenn sich der Augenkontakt nicht einstellt. Der fehlende Augenkontakt wird als mangelndes Interesse empfunden. Die Eltern brauchen ein Sensitivitätstraining, in dem sie lernen, wie man einem sehbehinderten Kind zuhört und zuschaut und mit ihm kommuniziert. Während dieser Zeit, in der die Eltern sich noch unsicher mit ihrem Kind fühlen, sollte eine mit der

Entwicklung Sehbehinderter vertraute Person die Familie am besten täglich, aber zumindest mehrere Male in der Woche besuchen.

Da es einen Mangel an Experten gibt, kann anderes, erfahrenes Personal herangezogen werden, um der Familie in der schwierigen Umstellungszeit zu helfen und ihr zu zeigen, wie man mit dem Kind umgeht.

Für einen sechs Wochen alten normalen Säugling wird das Sehen zum Mittel, um etwas über seine Umgebung zu lernen. Vom dritten Lebensmonat an ist das Sehen der wichtigste Sinn, um Ferninformation zu erhalten. Wenn dieser Sinn fehlerhaft oder gar nicht vorhanden ist, muß das Kind sich seine Welt aus den Informationen der anderen Sinne, also durch Hören, Tasten, Riechen, Schmecken und Bewegung, konstruieren (Abb. 12).

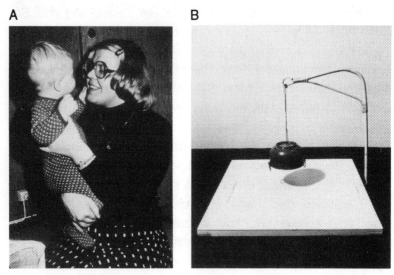

Abb. 12 A: Ein sehbehindertes Kind lernt seine Eltern durch Tasten, Riechen und Hören kennen.

Abb. 12 B: Ein Metall- oder Plastikgefäß über dem Kind angebracht, dient als Schallverstärker (echo surface).

Die Qualität der auditiven Information ist eine ganz andere als die der Sehinformation. Sie ist flüchtig, bildet kein sinnvolles Ganzes und kann kein zweites Mal wahrgenommen werden. Es ist viel schwieriger, seine Umgebung durch Hören kennenzulernen, als durch Sehen, da die Objekte mehrmals angeschaut werden können. Das Kind braucht mehr Übung, um den Gehörsinn wirksam zu nutzen. Eine Resonanzplatte und verschiedene Schallverstärker rund um das Kind aufgestellt, sind für das frühe Lernen sehr nützlich (Abb. 13).

Eine Resonanzplatte aus 4 mm starkem Sperrholz, mit einem 2 cm hohen Rahmen nach unten, verstärkt die leisen Geräusche, die der Säugling mit seinen kleinen Bewegungen macht.

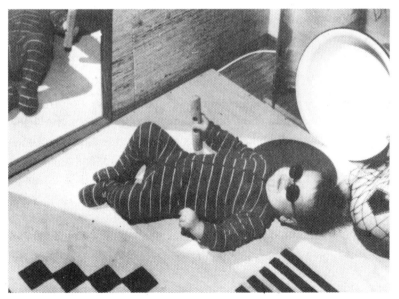

Abb. 13 A: Die Resonanzplatte mit visuell kontrastreichen Details, die Schallverstärker (Resonanzkörper), der Spiegel und der hängende Ball gehören zur Grundausstattung des Spielplatzes eines sehbehinderten Kindes.

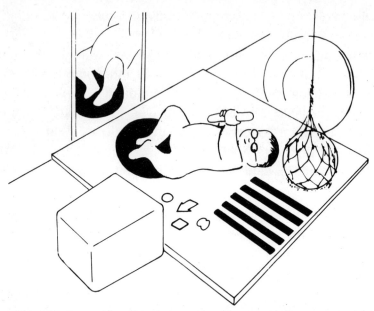

Abb. 13 B: Die zahlreichen Spielsachen, die das Baby gewöhnlich umgeben, wurden weggenommen, um den Blick auf die Resonanzplatte freizugeben.

Dadurch bekommt er eine Rückmeldung über seine eigene Aktivität. Diese Rückmeldung verstärkt die motorische Tätigkeit und dadurch bekommt das Kind wieder mehr Hörinformation. Verschiedene Resonanzkörper (Schallverstärker), die um diese Platte aufgestellt werden, können aus so einfachen Dingen wie einem Papierkorb (aus Metall), einer Waschschüssel (aus Plastik) und einem Spiegel bestehen. Ein Plastik- oder Metallgefäß, das man über dem Kopf des Kindes befestigt, ist sehr hilfreich, um das Verständnis des Begriffs der Mittellinie zu entwickeln (Abb. 12 B, Abb. 13).

Das Spielzeug, das man für die Resonanzplatte aussucht, sollte nicht zuviel Lärm verursachen, wenn es hinunterfällt; das Kind könnte sonst seinen Hörsinn schädigen.

Das Kind kann mit einem Altersgenossen auf der Resonanzplatte zusammensein. Ältere Kinder sollte man aber lieber fernhalten, da sie angstmachende Geräusche erzeugen könnten, indem sie z.B. ein Spielzeug auf die Resonanzplatte schlagen. Meistens ist es das beste, die Resonanzplatte zu verwenden, wenn ältere Geschwister gerade im Freien spielen oder ihr Nachmittagsschläfchen halten.

Ein normalsichtiges Kind beginnt seine Augen und seinen Kopf instinktiv zu bewegen, damit es etwas sehen kann, das am Rande seines Gesichtsfeldes auftaucht. Ein blindes Kind wird seinen Kopf nicht drehen, ohne daß man ihm einen Anreiz bietet. Während des Fütterns z.B. läßt man das Baby nach der Brust oder dem Fläschchen suchen, indem man die Brustwarze oder den Schnuller nicht direkt in seinen Mund führt, sondern an seine Wange bzw. Nase hält. Dadurch wird das Baby zum Suchen animiert, was zu Kopfbewegungen führt.

Das Training der Nackenmuskulatur ist wichtig, weil blinde oder schwer sehbehinderte Babies den natürlichen visuellen Anreiz, der sie dazu bringt, den Kopf zu heben, nicht haben. Die Fähigkeit, die Kopfhaltung zu kontrollieren ist ein ganz wichtiges Element der motorischen Entwicklung, das für das Kriechen und Krabbeln notwendig ist. Die Fähigkeit, den Kopf zu heben, ist eine Voraussetzung für das Umherschauen. Wenn ein sehbehindertes Kind über der Schulter getragen wird, sollte es so hoch gehalten werden, daß es selber den Kopf im Gleichgewicht halten muß. Dadurch hat es auch die Gelegenheit, seine Umgebung zu sehen.

Ein normalsichtiges Kind bleibt mit den Erwachsenen in Verbindung, indem es ihnen nachschaut, wenn sie sich bewegen. Ein blindes oder schwer sehbehindertes Kind kann eine solche Verbindung nur durch den Tastsinn aufrechterhalten. Das Hören allein kann keine ähnliche Erfahrung von Nähe und Zusammengehörigkeit vermitteln. Das sehbehinderte Baby sollte soviel wie möglich getragen werden, damit es sich selbst in Beziehung zu den Erwachsenen begreifen kann und lernt, ihre Bewegungen zu erfassen.

Ein sehbehindertes Kind findet im Alter von drei Monaten seine Hände nicht, wie es bei sehenden Kindern der Fall ist. Ein normales Kind verbringt jeden Tag Stunden damit, seine Hände aus verschiedenen Entfernungen zu betrachten. So formt sich der visuelle Raumbegriff, indem Sehinformation und Bewegungsinformation durch die Handbewegungen in Verbindung gebracht werden. Auch die Hände des blinden Kindes sollten zusammenfinden. Das kann man dadurch erreichen, daß man das Kind unter einem Resonanzkörper spielen läßt. Die auditive Information kann dazu verwendet werden, um den Begriff der Mittellinie zu erfassen, der es dem Säugling ermöglicht, seine Hände in der Mitte zusammenzubringen, wie Lilli Nielsen, eine dänische Expertin in der Frühförderung, gezeigt hat (Abb. 14).

Ein sehendes Kind hat seine Füße oft gesehen, bevor es sie als Teil seines Körpers begreift und lernt, sie willentlich zu bewegen. Ein blindes Kind braucht Berührung, um diese Erfahrung zu machen. Immer wenn man das Kind anzieht, sollte man es dazu bewegen, seine Hände entlang seiner Beine und Füße zu führen. Dann sollte man es dazu bringen, seine Zehen in den Mund zu stecken und mit seinen Füßen seine Wangen zu tätscheln. Ein großer Ball, der über dem Kind aufgehängt wird, aktiviert die Bewegungen der Hände und Füße (Abb. 13).

Ein sehendes Kind kann Gegenstände aus verschiedenen Richtungen betrachten und die Sehinformation mit dem verbinden, was vom Mund oder von den Händen wahrgenom-

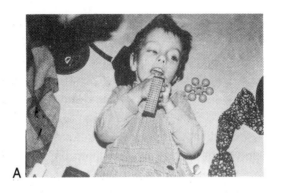

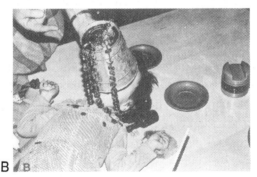

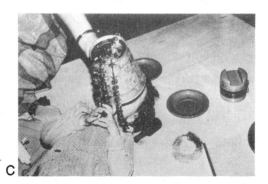

Abb. 14: Lernspiele mit einem mehrfachbehinderten blinden Kind
A: Erfahrung der Mittellinie beim Halten einer Nagelbürste
B: Beim Hören seiner eigenen Stimme mit beiden Ohren hat das Kind ein Erlebnis der Mittellinie, und
C: bringt die Hände zum ersten Mal in der Mitte zusammen.

men wird. Ebenso kann es, wenn ihm ein Gegenstand aus der Hand fällt, diesen Gegenstand weiterhin in seiner Nähe sehen. Wenn ein blindes Kind Gegenstände berührt, hat es viel größere Probleme sie zu identifizieren, da es ja nicht immer den gleichen Teil berührt. Der Begriff der Konstanz, das Verständnis der Dauerhaftigkeit von Gegenständen, ist viel schwerer zu entwickeln, wenn Gegenstände, die hinunterfallen, verschwinden und in unregelmäßigen Zeitabständen wieder auftauchen. Man sollte der kleinen Hand bei der Suche nach einem hinuntergefallenen Spielzeug helfen und auch dabei, alle kleinen Details des Spielzeugs sorgfältig zu untersuchen, die später für ein Wiedererkennen wichtig sind.

Die Orientierungsfähigkeit erfordert ein sorgfältiges Studium der Umgebung. Diese muß deutliche Tastinformation aufweisen. Die Resonanzplatte kann mit geklebten Motiven und Mosaikstückchen dekoriert werden, um die Orientierung zu erleichtern. Allerdings sollte man nicht zuviele Dekorationen anbringen, da sie die Resonanz verringern.

Wenn sich das Baby daran gewöhnt hat, auf dem Resonanzbrett zu spielen, kann man es für kürzere Zeit allein dort spielen lassen. Während dieser Zeit kann der Erwachsene den Kontakt mit dem Kind durch Sprechen oder Singen aufrechterhalten. Wenn Spielsachen weggerollt sind, müssen sie wieder in die Nähe des Kindes gebracht werden.

Wenn der Erwachsene nicht im selben Raum mit dem Kind bleiben kann, kann er es auf einer Spieldecke mitnehmen, da diese leichter zu transportieren ist als eine Resonanzplatte. Eine Spieldecke für ein sehbehindertes Kind soll so beschaffen sein, daß sie starke visuelle Kontraste aufweist und auch deutliche Tastkontraste anbietet. In der Praxis hat es sich herausgestellt, daß man es am besten erreicht, indem man dunkle Materialien mit glatter Oberfläche mit rauhen Materialien aus hellen Farben kombiniert. Die Spieldecke kann als Steppdecke genäht werden (Patchworkverfahren) und auch mit Applikationen versehen werden (Abb. 15). Wenn das Kind gleichzeitig Seh- und Tastinformation aufnimmt, in denen die visuellen und taktilen Grenzen sich decken, konkurrieren die Wahrnehmungen nicht miteinander, sondern können verbunden werden. Sehbehinderte Kinder sollten eine besonders gute Tastunterscheidungsfähigkeit ausbilden, aber die Tastinformation sollte die Sehinformation nicht unterdrücken.

Der Raumbegriff beginnt sich in dem Moment zu entwickeln, in dem sich die Hände in der Mittellinie treffen. Dieses Verständnis wird erweitert, wenn das Kind lernt, Dinge in seiner Umgebung zu suchen, und wenn es lernt, die ihm bekannten Stimmen aus der Entfernung zu erkennen. Ein blindes oder schwer sehbehindertes Kind hat große Schwierig-

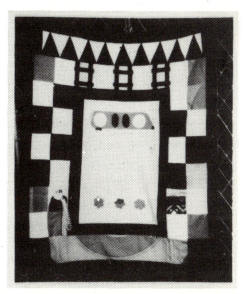

Abb. 15: Visuell-taktile Reizoberfläche durch visuelle und strukturelle Details, die übereingestimmt sind. Die Patchworkdecke hat deutlich wahrnehmbare, unterschiedliche Enden, um die Orientierung zu erleichtern.

keiten den drei-dimensionalen Raum zu begreifen. Es lernt nur allmählich, den Raum durch Gebrauch seiner Hände und seines Körpers sowie durch Hören zu begreifen. Es braucht auch viele Erfahrungen mit verschiedenen Räumen: von ganz kleinen, in die man nur einen Finger stecken kann, von größeren, in denen die ganze Hand Platz findet, von solchen, in die man den Kopf oder die Füße stecken kann, oder in denen man sitzen kann. Ihm sind Kisten verschiedener Größe, die Badewanne und Unterschränke der Kücheneinrichtung wichtige Spielplätze. Wenn das Kind gehen lernt, müssen alle Räume Zentimeter für Zentimeter vom Fußboden bis zur Decke untersucht werden, sonst bleiben sie ein abstrakter Begriff (Abb. 16).

Ein normalsehendes Kind hat die zahlreichen Gegenstände in seinem Heim hunderte Male gesehen, bevor es sie benennt. Ein sehbehindertes Kind braucht die gleiche Grundlage von Erfahrung, um in der Lage zu sein, sich einen Begriff von seiner Umgebung zu machen. Der Raumbegriff und die Orientierungsfähigkeit sind Voraussetzungen für das Gehenlernen, sonst wird das Gehen zu einer rein motorischen Funktion, die von der Führung eines Erwachsenen abhängig bleibt.

Ein sehbehindertes Kind kann Probleme haben zu verstehen, was genau passiert, wenn es gefüttert wird. Man sollte dem Baby deswegen einen Löffel geben, sobald es ihn halten kann und ihm erlauben, damit auf den Tisch, den Teller und auch auf das Essen zu klopfen. Es ist wichtig für das Kind, alle Arten von Speisen mit den Händen zu untersuchen und natürlich auch mit dem Mund.

Ein Spielzeug, das aus der Hand fällt, bringt ein sehendes Kind dazu, sich zu bewegen, um es wiederzubekommen. Ein blindes Kind wird dadurch keinen Anreiz bekommen, auch

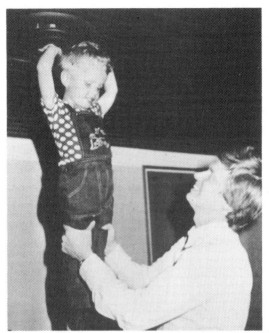
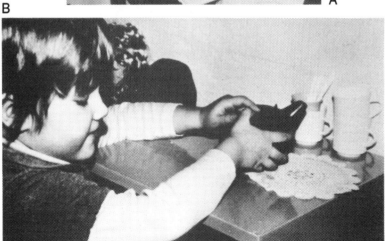

Abb. 16: Ein blindes Kind muß die Gelegenheit bekommen, sein Heim vom Fußboden bis zur Decke mit den Händen zu untersuchen (A). Auch die zerbrechlichen Dinge (B) muß das Kind mit seinen Händen kennenlernen, da diese sonst in seiner Welt nicht existieren. Natürlich soll ein Erwachsener dabei sein.

nicht durch Spielzeug, das sich gerade außerhalb seiner Reichweite befindet. Es ist schwierig, Spielsituationen zu schaffen, die das Kriechen und Krabbeln fördern. In dieser Situation kann ein sehendes Baby als Vorbild herangezogen werden. Ein Baby kann ein anderes etwas lehren, was uns Erwachsenen fast unmöglich ist. Einige sehbehinderte Kinder lernen erst relativ spät, sich zu bewegen und lernen manchmal zuerst Gehen und dann erst Krabbeln. Ein Kind, das das Gehen zuerst lernt, braucht viel Gleichgewichtstraining, das es sonst durch das Krabbeln bekommen hätte. Das Gleichgewichtstraining kann man immer dann durchführen, wenn das Kind auf dem Knie eines Erwachsenen sitzt. Der Bobath oder CP-Ball ist auch sehr praktisch beim Gleichgewichtstraining (Abb. 22).

Kapitel 7

ERSATZFUNKTIONEN - STEREOTYPIEN

Einige sehbehinderte Kinder bohren in den Augen, machen rudernde oder flatterhafte Bewegungen mit den Händen und schaukeln mit dem Kopf oder Oberkörper auf eine Art, die klar vom Verhalten normaler Kinder abweicht. Diese Bewegungen nennt man Blindismen, obwohl sie auch bei autistischen oder psychotischen Kindern vorkommen. Diese monotonen Bewegungen, Stereotypien, scheinen dann aufzutauchen, wenn ein Kind anspruchsvollere Funktionen nicht lernt und stereotype Funktionen das Kind andauernd beschäftigen.

Das "Augenbohren" beginnt oft im Alter von drei bis vier Monaten, anfangs als leichtes Drücken auf die Augen (Abb. 17).

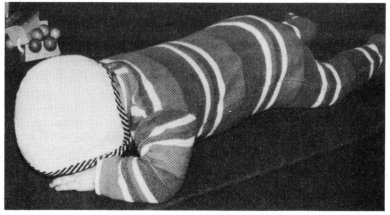

Abb. 17: "Augenbohren" entdecken die Säuglinge schon sehr früh, um sich zu stimulieren. Man sollte, wenn möglich, dieses verhindern, denn später kann es zu einem sozialen Problem werden.

Wenn dieses Augendrücken nicht durch die Verwendung von Brillen verhindert wird, kann es zum ernsthaften Problem werden. Augenbohren sieht abstoßend aus. Die Forderung dies abzustellen, verursacht Probleme in der Eltern-Kind-Beziehung. Auch lernt das Kind nicht, während es mit Augendrücken beschäftigt ist. Um das Kind davon abzuhalten, müssen wir es mit anderen Aktivitäten ablenken, damit ihm nicht langweilig wird. Die Verwendung von Schutzbrillen muß sehr früh einsetzen. Sobald Augendrücken zur Gewohnheit geworden ist, ist es fast unmöglich, es abzustellen.

Das Schaukeln ist ein weiterer Blindismus, der das Innenohr anregt. Man sagt, daß das Schaukeln bei blinden Kindern in afrikanischen Dörfern, wo man Kinder ständig mit sich herumträgt, nicht auftritt. Das könnte so interpretiert werden, daß wir unsere Kinder zuwenig herumtragen. Sehbehinderte Säuglinge und Kinder brauchen viel mehr Gleichgewichtstraining als normalsichtige Kinder. Ihr Gehen hängt zum Großteil von der Funktion des Gleichgewichtssinnes ab, da sie das periphere Sehen zur Kontrolle ihrer Haltung ja nicht einsetzen können.

Wenn ein Kind zu schaukeln beginnt, sollte man es sanft zu einer sinnvollen motorischen Tätigkeit bringen, die das Stimulationsbedürfnis des Gleichgewichtssinnes erfüllt.

Kapitel 8

SEHBEHINDERTE KINDER MIT ZUSÄTZLICHEN BEHINDERUNGEN

Rund 70 % der sehbehinderten Kinder haben weitere Behinderungen. Mehrfachbehinderungen treten häufiger bei kongenital[9] Sehbehinderten auf als bei Kindern, die später sehbehindert werden. Die am häufigsten auftretende zusätzliche Behinderung ist geistige Behinderung. Durch die verbesserte Intensivpflege der Säuglinge ist die Schwere solcher Behinderungen in den letzten Jahren etwas zurückgegangen, doch die Zahl der Fälle ist in vielen Ländern größer geworden, da mehr Kinder mit schweren Behinderungen überleben.

Sehbehinderung kombiniert mit geistiger Behinderung

Geistige Behinderung bei sehbehinderten Kindern tritt neuerdings seltener auf. Zwei verschiedene Ursachen könnten dieses Phänomen erklären:

- die frühmedizinische Behandlung und die Frühförderung der Kleinkinder ist besser geworden
- mehrfachbehinderte Sehbehinderte werden nicht länger fälschlich als geistig behindert eingestuft.

Obwohl das Entwicklungsprofil sehbehinderter Kinder und die für sie typischen Entwicklungsverzögerungen besser bekannt sind, wird das "Deprivationssyndrom", das heißt mangelnde Entwicklung eines Sinnes durch fehlende Stimulie-

---

[9] kongenital: von Geburt an

rung in der Frühentwicklung, gelegentlich noch immer als geistige Zurückgebliebenheit diagnostiziert. Aufgrund seiner Sehbehinderung hat das Kleinkind nicht die selben Möglichkeiten zu lernen wie ein sehendes Kleinkind, aber seine Lernfähigkeit kann doch normal sein, muß aber mit geeigneten Methoden untersucht werden.

Eine Fehldiagnose ist am wahrscheinlichsten, wenn das Kind stereotype Bewegungen macht und sein EEG von der Norm abweicht. Solche Kinder haben oft lange und anstrengende Behandlungen in verschiedenen Krankenhäusern hinter sich und tragen ein vergrößertes Risiko sowohl von gefühlsmäßiger als auch von visueller Deprivation.

Wenn die Diagnose "geistige Behinderung" gestellt wird, ist es sehr wahrscheinlich, daß Eltern und Pfleger des Kindes ihre Förderung einstellen und sich die Geistesschwäche dadurch verschlimmert. *Ein sehbehindertes Kind, das in seiner Entwicklung zurückgeblieben ist, braucht aber mehr Förderung und eine Spieltherapie, die auf seine Fähigkeiten abgestimmt ist (Abb. 18).*

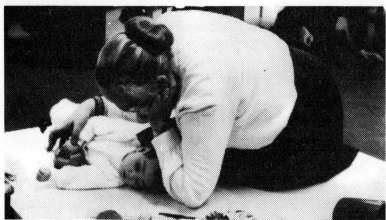

Abb. 18: Mehrfachbehinderte Kinder brauchen stärkere und länger andauernde Förderung als normale Kinder. Hier zeigt Lilli Nielsen, daß wir Geduld haben müssen, auf eine Reaktion zu warten.

Die Frühförderung geistig behinderter sehbehinderter Kinder hat sich in den letzten Jahren entschieden verbessert. Es ist daher wichtig, die Doppelbehinderung so früh wie möglich zu erkennen (diagnostizieren). Die Frühförderung ist ähnlich wie bei sehbehinderten Kindern ohne Zusatzbehinderung. Man soll sich nur des ungleichmäßigen Entwicklungsprofils bewußt sein, und die Spielsituationen so wählen, daß sie sowohl den schon weiter entwickelten Funktionen des Kindes, als auch denen, die erst auf einer früheren Entwicklungsstufe sind, angepaßt sind.

Sehbehinderung gepaart mit motorischer Behinderung

Die motorische Entwicklung der Kinder mit schweren Sehbehinderungen ist in fast allen Fällen verzögert. Statische motorische Fähigkeiten wie Sitzen oder Stehen entwickeln sich normal. Dynamische motorische Fähigkeiten wie Kriechen, Krabbeln, Gehen und der Gebrauch der Hände sind jedoch oft auch bei sonst normalen Kindern verzögert. Von sehbehinderten Kindern mit einem Gehirnschaden, der eine leicht spastische Steifheit an den Beinen hervorruft, denkt man aber oft, daß sie Manierismen haben, wenn sie auf ihren Zehenspitzen gehen. Die Symptome in den Armen können sehr schwach sein und werden oft nur für eine leichte Ungeschicklichkeit in der feinmotorischen Funktion gehalten. Der Gehirnschaden kann so gering sein, daß die geistige Entwicklung des Kindes normal oder fast normal fortschreitet.

Sehbehinderte Kinder mit schweren Gehirnschäden haben oft eine Muskelsteifheit (Spastizität) aller Gliedmaßen, oft in den oberen Gliedmaßen stärker als in den unteren, Atrophie[10] der Sehnerven und geistige Zurückgebliebenheit.

---

[10] Atrophie: Schwund des Sehnerves, der in den meisten Fällen stabil bleibt.

Die Art der Sehbehinderung bei zerebral gelähmten Kindern ist noch wenig erforscht. Die Einschätzung (pädagogische Bewertung) ist schwierig, weil die höheren Sehfunktionen oft beeinträchtigt sind. Z.B. kann ein Kind, das ein normales Gesichtsfeld hat, sich mancher Teile dieses Gesichtsfeldes nicht bewußt sein.

Ein normaler Mensch starrt manchmal vor sich hin, ohne die Gegenstände vor sich zu sehen, obwohl seine Augen offen sind und eine ständige Übermittlung von Sehinformation stattfindet. Das ist möglich, weil die Information in den höheren Gehirnfunktionen nicht verarbeitet wird. Wenn ein CP - Kind etwas anschaut, kann ein Teil seines Gesichtsfeldes "starrend" sein, weil es die visuelle Aufmerksamkeit auf diesen Teil nicht richten kann. Einige dieser Kinder scheinen sehr begrenzte visuelle Störungen zu haben, z.B. Schwierigkeiten beim Erkennen von Bewegungen in einer Richtung aber nicht in der Gegenrichtung.

Die Auswirkungen einer Sehbehinderung können durch das gleichzeitige Auftreten einer Stereoagnosie verschlechtert werden. Damit meint man die Unfähigkeit, den Tastsinn zum Lernen (Erforschen) einzusetzen. Ein Kind mit diesen beiden Behinderungen braucht ein sehr gut durchdachtes Förderprogramm, um sich und seine Umgebung kennenzulernen.

Sehbehinderung und Anfälle

Kleine Anfälle sind bei allen Kleinkindern häufig. Beinahe 5% aller Kinder hatten zumindest einmal einen solchen Anfall. Bei sehbehinderten Kindern kommen sie etwas häufiger vor. Das hängt mit der Tatsache zusammen, daß Sehbehinderung oft durch einen Gehirnschaden hervorgerufen wird.

Die Anfälle sehbehinderter Kinder und ihre Behandlung verlaufen ähnlich wie bei normalsehenden Kindern. Obwohl sich unsere Einstellung gegenüber der Epilepsie zu mehr Verständnis gewandelt hat, scheint unsere Haltung gegenüber sehbehinderten Kindern mit

Anfällen negativer zu sein als jene gegenüber sehbehinderten Kindern ohne zusätzliche Behinderungen.

Eltern und Bezugspersonen haben oft Schwierigkeiten zu verstehen, daß der EEG-Befund eines sehbehinderten Kindes als "abweichend, aber für ein blindes Kind normal" eingestuft wird. Das EEG eines schwer sehbehinderten oder blinden Kindes hat typische "abweichende" Merkmale, auch wenn das Kind nie neurologische Symptome gezeigt hat und nie entwickeln wird.

Das Sehen aktiviert die Gehirnfunktionen auf besondere Art. Wenn diese Aktivierung von der Norm abweicht, wird auch das EEG abweichen, ohne deshalb schon krankhaft (pathologisch) zu sein. Wenn es Unsicherheiten bezüglich der EEG-Ergebnisse gibt, sollten diese mit dem auf Kinderheilkunde spezialisierten Neurologen des Kindes besprochen werden.

Sehbehinderung kombiniert mit Hörbehinderung

Ungefähr 10% aller sehbehinderten Kinder haben Hörschäden. Die Untersuchung des Hörvermögens ist daher wichtig, wenn eine Sehbehinderung diagnostiziert wird. Während der Untersuchung des sehbehinderten Kindes ist es wichtig, sich vor Augen zu halten, daß seine Reaktionen auf neue Geräusche anders als die eines sehenden Kindes sind. Es wird seine Augen und seinen Kopf nicht in Richtung des Geräusches bewegen. Entweder reagiert es gar nicht, oder es wird still und scheint genau zuzuhören. Wenn der Untersu-

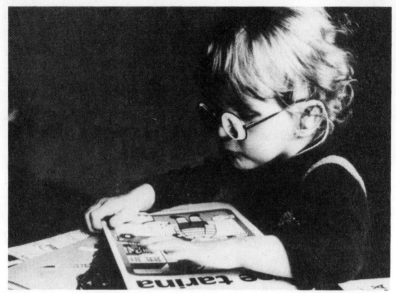

Abb. 19: Ein taubblindes Kind braucht ärztliche Behandlung, oft chirurgische Maßnahmen und Spieltherapie, um sich entwickeln zu können.

chende Geräusche verwendet, die dem Kind vertraut sind, wie die Stimme eines Elternteils oder das Geräusch des Milchfläschchens oder eines Lieblingsspielzeugs, kann das Baby mit einem Lächeln, mit einer Bewegung oder einer Greifbewegung in Richtung des Geräusches reagieren.

Wenn sowohl das Sehen als auch das Hören beeinträchtigt ist (Abb. 19), braucht das Kind intensive Stimulation (Förderung) und Training von Anfang an. Es gibt nur wenige Kinder mit dieser Doppelbehinderung, und daher wird ihre Frühförderung im allgemeinen einem Spezialzentrum anvertraut.

Wegen der zahlreichen Probleme in der Erziehung taubblinder Kinder braucht das Pflegepersonal und Erziehungspersonal ständige Fortbildung. In Skandinavien führt das nordische Ausbildungszentrum in Dronninglund, Dänemark, solche Fortbildungskurse durch.

In Österreich bemühen sich zwei Einrichtungen um Taubblinde: das österreichische Hilfswerk für Taubblinde sowie die Taubblindengruppe des Gehörloseninstituts jeweils in Wien, in Deutschland sind es mehrere Einrichtungen: das "Krämerheim" in Bad Liebenzell, das "Taub-Blinden-Werk" in Hannover, die Wichern-Stiftung in Tensbüttel, die Blindeninstitutsstiftung in Würzburg, das Landesbildungs- und Beratungszentrum für Hörgeschädigte in Halberstadt, das Oberlinhaus in Potsdam-Babelsberg und der Taubblindendienst in Radeberg.

Kinder mit Usher Syndrom sind eine spezielle Gruppe innerhalb der Taubblinden. Die meisten von ihnen wurden mit einer schweren Hörbehinderung geboren. Einige von ihnen besitzen jedoch noch einen beträchtlichen Hörrest, obwohl auch sie einen sensorisch-neuralen Hörfehler haben. Ihre Sehbehinderung wird von einer Netzhautdegeneration verursacht und taucht entweder in der Kindheit oder in der Pubertät auf. Das erste Symptom ist oft Nachtblindheit.

Die Veränderungen im Gesichtsfeld beginnen meist als kleine Flecken mit verringerter Empfindlichkeit, die schließlich ineinander übergehen und ein Ringskotom bilden, ein ringförmiges, blindes Gebiet um das zentrale Sehen. Das periphere Sehvermögen verschwindet mit der Zeit, aber ein röhrenförmiger Rest des zentralen Sehens bleibt erhalten. Photophobie und ein ständig wankendes Bild plagen einige dieser Kinder.

Ein hörendes Kind bemerkt seine Sehschädigung nur selten, bevor sie ihm erklärt wird, da es nicht weiß, wie andere Menschen sehen. Ein taubes Kind hat noch weniger Information über das Sehen und kann daher die Art seiner Sehbehinderung nur mit großen Schwierigkeiten beschreiben. Die Diagnose des Usher-Syndroms kann durch eine Elektroretinographie gemacht werden, in der elektrische Veränderungen der Retina nach verschiedenen Reizen gemessen werden. Zur pädagogischen Beurteilung / Einschätzung der Sehschädigung ist es erforderlich, daß man mit dem Kind gut kommunizieren kann. Daher sollten alle tauben Kinder den Grundwortschatz in bezug auf Sehen und Sehuntersuchungen lernen. Taube Kinder, die normalsehend sind, brauchen diese Wörter auch, um die Schwierigkeiten ihrer taubblinden Kameraden verstehen zu können, die heute noch oft extrem mißverstanden werden.

Da Sehschädigungen häufig bei Kindern mit weiteren Behinderungen auftreten, sollten Reihensehuntersuchungen besonders sorgfältig durchgeführt werden. Die Einschätzung ihres Sehvermögens und ihre pädagogische Bewertung erfordern Spezialmethoden, die schon entwickelt sind. Die Verwendung dieser Methoden und die standardisierte Verhaltensbeobachtung werden unsere zukünftige Diagnose von Sehbehinderungen verbessern.

Kapitel 9

SPIELSITUATIONEN ZUR FÖRDERUNG DER MOTORISCHEN ENTWICKLUNG

Eine Diskussion der motorischen Entwicklung mag als nicht angebracht erscheinen, da das Thema dieses Buches ja die Sehbehinderung ist. Aber Sehbehinderung und motorische Entwicklung beeinflussen sich gegenseitig.

Die motorische Entwicklung verzögert sich, weil der Sehanreiz, sich zu bewegen und nach etwas zu greifen schwächer ist, als bei normalen Kindern. Schlechte motorische Fähigkeiten verzögern die kognitiven Funktionen und das Kind lernt nicht, sein Sehvermögen voll auszunutzen. Das Kind muß lernen, mit seinen Händen zu greifen, bevor es lernen kann, abstrakte Dinge zu be-greifen.

Die motorische Tätigkeit eines sehbehinderten Säuglings ist geringer als die eines normalsehenden. Seine Aktivität wird stärker während er Körperkontakt mit einem Erwachsenen hat und wenn er Hörstimulation auf dem Resonanzbrett bekommt. Die motorischen Funktionen werden sich häufig in anderen Abständen vollziehen als bei einem normalsichtigen Kind, aber Stimulation, die richtig geplant ist, kann die Entwicklung so verbessern, daß sie einer normalen Entwicklung fast gleichkommt.

Die Spielsituationen, die hier beschrieben werden, haben sich in der Frühförderung vieler blinder und sehbehinderter Kinder bewährt. Sie füllen nicht den ganzen Tag eines blinden Kindes aus.

Sie sind als Zusatz zu den üblichen Kinderspielen gedacht. Das häufige Liebkosen, Aufnehmen und Streicheln, eines Babies ist aber noch viel wichtiger für ein blindes Kind als für ein sehendes.

Speziell geplante Trainingseinheiten, Förderspiele, sollten niemals ohne ein glückliches Gefühl des Zusammenseins durchgeführt werden. Kleinkinder sollen nicht "trainiert", geschult, werden, sondern man hilft ihnen, etwas zu lernen.

Wie schon früher erwähnt, sollte die Nackenmuskulatur eines blinden Kindes so früh wie möglich trainiert werden. Sehbehinderte Kinder liegen meist nicht gern auf dem Bauch, und so ist es wichtig, ihnen das Bauchliegen so angenehm wie möglich zu machen. Wenn das Baby auf einem Erwachsenen liegt (Abb. 20 A), sein Nacken und Rücken gestreichelt werden und sein Gesäß sanft gedrückt wird, während der Erwachsene mit ihm spricht, wird es vielleicht sein Köpfchen heben. Das Gesicht des Erwachsenen ist dann in optimaler Entfernung und wirkt als effektvoller Sehreiz. Diese Spielsituation ist ein typisches Beispiel für eine gleichzeitige Stimulation über mehrere Sinne (multimodale Stimulierung). Das Baby wird durch Berühren, Bewegung, Gleichgewicht, Hören und vielleicht auch durch Sehen animiert - und hat gleichzeitig noch die Sicherheit, die der Körperkontakt mit einem Erwachsenen vermittelt.

Es gibt mehrere andere Arten, ein Baby zum Heben seines Köpfchens zu ermutigen, z. B.: das Baby an den Bettrand legen und von oben mit ihm reden, während man seine Stirn und sein Gesicht zart streichelt, oder das Baby auf die Knie eines Erwachsenen legen, während ein anderer Erwachsener von oben mit ihm spricht.

Wenn der Nacken stark genug ist, kann man das Baby auf dem Bauch auf das Resonanzbrett legen, mit einem kleinen

A: Ein blindes Baby lernt seinen Kopf zu heben, während es auf einem Erwachsenen liegt;

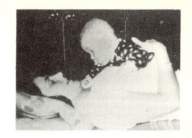

B: Es wird von einem Polster gestützt;

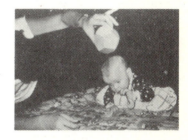

C: Die Nackenmuskulatur wird durch das Hochziehen des Babies gestärkt;

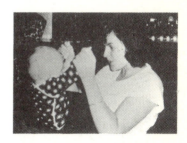

D: Sich umzudrehen ist ein wichtiger Entwicklungsschritt in der Entwicklung des Raumbegriffs.

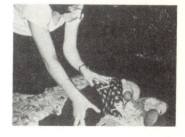

Abb. 20 (Fotos A. M. Hartmann)

Polster unter seinem Oberkörper (Abb. 20 B). Diese Lage hilft dem Baby seine Arme und Schultern zu stärken, damit es besser kriechen lernen kann.

Das Heben des Kopfes kann geübt werden, während das Kind auf dem Schoß eines Erwachsenen sitzt, da es dann einen sicheren Kontakt mit dem Erwachsenen hat (Abb. 20 C).

Sich von einer Seite auf die andere zu drehen oder sich von der Rücklage in die Bauchlage zu rollen ist ein wichtiges Element in der Entwicklung des Raumbegriffes. Ein sehendes Kind lernt das Umdrehen zufällig, wenn es nach einem Spielzeug greift, das sich jenseits der Mittellinie befindet. Wenn der Sehreiz nicht stark genug ist, wird das Baby nicht danach greifen, und das Umdrehen wird nicht eingeleitet. Sich-Umdrehen-Lernen ist zuerst etwas Passives. Es kann

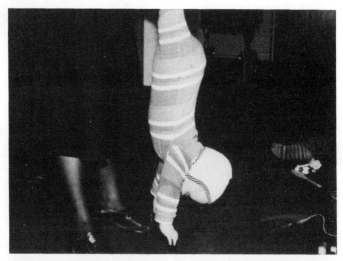

Abb. 21 A: Das Baby wird mit dem Kopf nach unten hochgehoben; durch den Reflex hebt sich der Kopf.

auf dem Fußboden geschehen (Abb. 20 D), oder indem man eine Decke als Schaukel verwendet, die von zwei Erwachsenen gehalten wird, und in der der Säugling von einer Seite auf die andere gerollt wird. Wenn das Kind sich schon an das Schaukeln in der Decke gewöhnt hat, kann man es in beide Richtungen mehrmals völlig umrollen. Auch kann man eine Seite des Resonanzbrettes anheben, um das Umdrehen auf der schiefen Ebene zu erleichtern.

Reflexbewegungen können benutzt werden, um die Nackenmuskulatur zu trainieren, auch wenn das Baby schon älter ist. Eine sehr wirkungsvolle Übung ist, das Kind mit dem Kopf nach unten hochzuheben (Abb. 21 A). Mit dieser Übung beginnt man erst, wenn der Moro-Reflex verschwunden ist.

Schutzreflexe können auf viele verschiedene Arten trainiert werden. Immer wenn das Kind auf dem Schoß sitzt, kann der

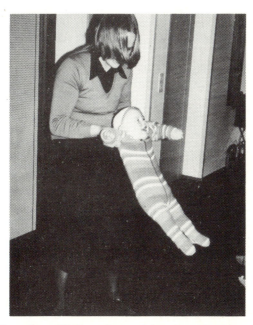

Abb. 21 B: Die meisten Kinder mögen wildes, ausgelassenes Spielen.

Erwachsene seine Knie bewegen und das Kind von einer Seite auf die andere neigen. Sobald das Kind sitzen gelernt hat, kann es sanft zuerst seitwärts geschubst, später rückwärts geschoben werden, um ihm beizubringen, wie man auf Änderungen in der Körperstellung reagiert. Der CP- oder Bobath-Ball ist ein wirksames und Freude machendes Spielzeug, das motorische Fertigkeit fördert (Abb. 22).

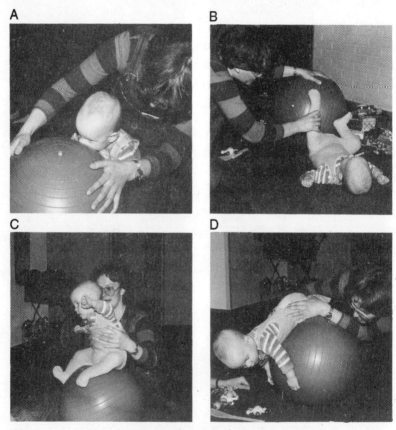

Abb. 22: Der CP- oder Bobath-Ball wird zuerst mit dem Mund kennengelernt (A), dann mit den Händen und Füßen (B). Er ist eine sehr nützliche Hilfe bei der Entwicklung von Schutzreflexen, um die Änderungen der Körperstellung (C) auszugleichen, den Kopf zu heben und andere motorische Fertigkeiten zu üben (D).

Bevor der Säugling krabbeln lernt, müssen seine Schulter- und Armmuskeln kräftig werden. Es ist wichtig, daß das Kind vor dem Stehen und Gehen das Krabbeln lernt. Das Gleichgewichtstraining und die Muskelkoordination beim Krabbeln werden für ein gut koordiniertes Gehen benötigt. Einige Kinder krabbeln vorwärts, andere rückwärts, und einige schieben sich mit dem Gewicht auf einem Bein vorwärts. Die Variationsbreite ist etwa die gleiche wie bei sehenden Kindern, obwohl es etwas häufiger zum Rückwärtskrabbeln kommt. Manchmal ist es schwierig, ein Kind zum Krabbeln zu bringen. Ein sehendes Kind, das mit einem blinden spielt, kann als Vorbild dienen und ihm helfen, Interesse an Bewegung zu gewinnen. Die Kommunikation unter Kindern sollte so oft wie möglich zur Verbesserung der Frühförderung eingesetzt werden, weil es ganz offensichtlich ist, daß Kinder einander positiv in ihrer Entwicklung beeinflussen. Das blinde Kind lernt vom Sehenden, und das Sehende wächst mit einem besseren Verständnis für die Schwierigkeiten und Stärken des behinderten Kindes auf. Wenn das Kind schon sicher stehen kann und gut im Gleichgewicht ist, kann es mit dem Gehen beginnen. Am besten geschieht das, indem es sich an den Beinen eines Erwachsenen festhält, um das Muster des Gehens zu erlernen. Der Erwachsene kann sich dabei rückwärts bewegen (Abb. 23) und dem Kind sagen, wohin sie sich bewegen.

Ein robuster und stabiler Puppenwagen[11], der sicher geschoben werden kann, ohne daß Gefahr besteht, er könne kippen, ist ein sehr gutes Spielzeug. Es hilft dem Kind beim Gehen und spielt gleichzeitig die Rolle eines langen Gehstocks, der verhindert, daß das Kind in Gegenstände hineinläuft. Wenn das Kind allein geht, sollte es lernen, sich selbst

---

[11] Ein normaler Puppenwagen kann stabiler gemacht werden, indem man ihn mit schweren Dingen füllt.

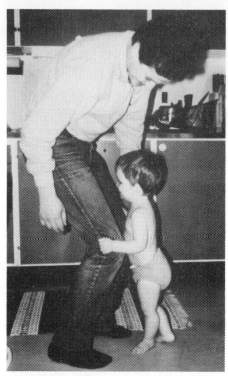

Abb. 23: Die ersten Schritte sind weniger angstvoll, wenn man sich an die Hosenbeine des Vaters anklammern kann.

zu schützen, indem es seine Arme nach vorne streckt. Diese wichtige Selbstschutztechnik sollte dem Kind so früh wie möglich beigebracht werden.

Wenn das Kind sicher geht, kann ein Spielzeug zum Nachziehen sehr nützlich sein: Es ist eine gute Gleichgewichtsübung und gleichzeitig eine Übung für das Distanzsehen.

Spiel- und Trainingssituationen sollten Spaß machen und nie das Kind in Angst versetzen. Neue Bewegungen sollten sanft und immer mit festem, sicheren Körperkontakt eingeübt werden. Wenn das Kind sich an eine Spielsituation gewöhnt hat, kann sie lebhafter, wilder werden (Abb. 21 B). Normalerweise reden und singen wir mit einem nicht-sehbehinderten Kind beim Spielen. Für das blinde Kind ist es aber noch viel wichtiger, Hörkontakt beim Spielen zu haben.

Dieser Kontakt hat Gefühlswert, emotionalen Wert, und gibt dem Kind nebenbei die Orientierung, wo sich der Erwachsene gerade befindet, wenn das Kind nicht in der Lage ist, den Kopf des Erwachsenen zu sehen.

Ein Grundprinzip des gesamten Trainings ist, daß das Lernen immer der derzeitigen Entwicklungsstufe des Kindes angepaßt sein muß, die nicht immer dem Alter entspricht. Zu frühes Training einer bestimmten Fertigkeit kann die Beziehung zwischen dem Erwachsenen und dem Kind stören und das Erlernen dieser Fähigkeit auf lange Sicht verzögern. Sollte es Unsicherheiten geben, ob oder wie eine neue Spielsituation eingeführt werden soll, ist es gut, einen Physiotherapeuten zu konsultieren, der mit der Entwicklung des Kindes vertraut ist und Erfahrung mit anderen sehbehinderten Kindern hat.

Kapitel 10

SEHBEHINDERUNG, DIE WÄHREND DES VORSCHULALTERS AUFTRITT

Kinder, die normalsichtig geboren werden, verlieren sehr selten ihr Sehvermögen vor dem Schulalter. Die Hauptursachen für den Verlust des Sehvermögens im Vorschulalter sind Unfälle, rheumatische Arthritis, Gehirntumore und Entzündungen sowie einige seltene Augenkrankheiten, die Teil neurologischer Syndrome sind.

Wenn das Sehen des Kindes sich langsam verschlechtert, paßt sich das Kind im allgemeinen der Situation an, und benimmt sich trotz seiner Behinderung normal. Wenn nun die Diagnose unerwartet auftritt, kommt sie als Schock für die Familie und das Kind, wenn es schon alt genug ist, um das zu verstehen. Die Eltern können vielleicht Trost in der Tatsache finden, daß das Kind schon viel gelernt hat, was ihm in der Zukunft hilft, auch wenn es blind wird. Es hat viele Sehbegriffe gebildet, es kann sich bewegen und sein Begriff von der Welt ist der eines sehenden Menschen.

Wenn die Verschlechterung des Sehvermögens sich allmählich und über längere Zeit vollzieht, machen das Kind und seine Familie viele Krisen durch. Es ist schwer zu glauben, daß völlige Blindheit im allgemeinen weniger problematisch ist als eine schwere Sehbehinderung. Die Angst vor Erblindung kann die wichtigen Jahre der frühen Kindheit verderben.

Die Situation ist für die Familien am schwersten zu verkraften, in denen die Krankheit des Kindes sowohl die Sehentwicklung als auch die geistige Entwicklung beeinträchtigt. Es ist für jeden schwer zu akzeptieren, daß ein aufgewecktes, aktives Kind blind wird, in seiner Entwicklung stehenbleibt, oder sich sogar zurückentwickeln kann. Diese Krankheiten sind selten, aber man sollte an diese Möglichkeiten denken, wenn die Entwicklung eines Kindes von ihrem früheren Kurs abweicht, oder ein Kind, das früher über normales Nah- und Distanzsehen verfügt hat, bei Reihenuntersuchungen die Zusammenarbeit verweigert. Die Familien dieser Kinder brauchen ganz dringend die Unterstützung des Frühförderpersonals und die von anderen Familien mit gleichen Problemen.

Wenn der Verlust des Sehens auf einen Unfall, Kindesmißhandlung, Gehirntumor oder eine Operation zurückgeht, ist es möglich, daß das Kind nicht versteht, was passiert ist. Ein zwei- oder dreijähriges Kind kann wiederholt darum bitten, das Licht einzuschalten... Es kann sich sehr leicht in dem fremden Krankenhaus verloren fühlen und braucht deshalb seine Eltern oder eine andere ihm nahestehenden Person, die bei ihm bleibt. Ein Therapeut, der mit der Rehabilitation blinder Kinder vertraut ist, z. B. ein Frühförderexperte, sollte sofort ins Behandlungsteam einbezogen werden. Es ist wichtig, daß mit dem Training des Kindes noch im Krankenhaus begonnen wird. Das Kind muß sein Bett, sein Zimmer und das Personal durch Berührung kennenlernen. Es muß auch lernen, sich allein durch Hören zu orientieren. Kleine Kinder erholen sich oft überraschend gut von einem Gehirnschaden.

Ein Kind, das unmittelbar nach einer Operation völlig blind ist, kann nach ein paar Monaten nutzbares Sehen zurückbekommen.

Ein anderes hirngeschädigtes Kind kann zuerst weniger schwer betroffen scheinen, aber später schwere Sehbehinderung, Auffassungsprobleme und den Verlust der motorischen Koordination entwickeln.

Die akute Familienkrise sollte berücksichtigt werden und Hilfe zur Verfügung gestellt werden, obwohl es manchmal aussieht, als ob sie nicht gebraucht würde, da das Problem anfänglich meist geleugnet wird.

Kapitel 11

DIE ROLLE DER GESUNDHEITSVORSORGE

Einige Sehbehinderungen werden bei der Geburt diagnostiziert.

Viele dieser Kinder haben weitere Behinderungen und Krankheiten, die eine Krankenhausbehandlung erfordern, manchmal in beachtlicher Entfernung von zuhause. Obwohl die Behandlung des Kindes Sache des Krankenhauses ist, kann das örtliche Gesundheitspersonal / die Mütterberatungsstelle der Familie auf verschiedene Art behilflich sein. Es ist wichtig, die Situation mit den Eltern zu besprechen, sich ihre Sorgen anzuhören, wie sie mit der Behinderung fertigwerden, die Zukunft des Kindes und die Rolle der Frühförderung durchzugehen. Während der ersten Woche der Krise können die Eltern die Information, die sie aus dem Krankenhaus bekommen, leicht mißverstehen. An einige Teile der Information erinnert man sich, andere werden nie gehört, und die Angst und die Hoffnung können jeden Rahmen sprengen. Der Kontakt zwischen der Familie und der Mütterberatungsstelle bildet die Grundlage für die zukünftige Frühförderung. Sie ist ein unersetzlicher Teil der Frühförderung.

Eine Voraussetzung für die Unterstützung der Familie ist der gute Kontakt zwischen dem Krankenhaus, wo das Baby behandelt wird und der Mütterberatungsstelle. Die Information, die man der Familie gibt, sollte auch an die Mütterberatungsstelle weitergegeben werden, wenn die Behandlung fortgesetzt wird. Wenn das Baby für längere Zeit in Krankenhausbehandlung bleiben muß, wird die Familie Hilfe brauchen, um mit dem Kind in Kontakt bleiben zu können. Die

Trennung könnte zur Entfremdung zwischen dem Kind und der Familie führen. Der enge Familienkontakt, der für die Entwicklung eines sehbehinderten Kindes nötig ist, kann gestört werden. Wenn das Kind heimkommt, sollte das Frühförderprogramm für alle beteiligten Personen bereits klar sein. Sowohl Eltern als auch das Gesundheitspersonal sollten die Möglichkeit haben, den Frühförderungsexperten zu erreichen, immer wenn ein Problem auftaucht.

Das sehbehinderte Kind ist oft das erste Kind einer Familie. Daher können die Eltern mit Problemen im Umgang mit Säuglingen noch gänzlich unerfahren sein. Die Unsicherheit kann die Probleme aber noch unnötig vergrößern. Die Familie braucht auf alle Fälle Unterstützung und Ermutigung beim Lernen, wie sie mit dem sehbehinderten Kind als ihrem Baby und nicht mit irgendeinem sehbehinderten Individuum umgehen soll. Die Familie muß ihren Blick auf die Gesamtentwicklung ihres Kindes richten und nicht nur auf die Behinderung.

Einige Sehbehinderungen werden erst im Alter von sechs bis acht Wochen diagnostiziert, wenn das Kind keinen normalen Augenkontakt zu seinen Eltern entwickelt. Der Hausarzt oder die Mütterberatungsstelle sind oft die ersten, die von den Sorgen der Eltern erfahren. Für die meisten erblichen Sehbehinderungen gibt es keine effektive Behandlung und daher gibt es selten eine Notwendigkeit für eine sofortige Krankenhausbehandlung. Eine möglichst rasche diagnostische Untersuchung ist jedoch von äußerster Wichtigkeit. Die Einschätzung des Sehvermögens und die pädagogische Bewertung sollten gleichzeitig erfolgen, um die Last der Unsicherheit über die Ursache und Natur der Probleme für die Familie zu erleichtern, da sie die ganze Familie in Mitleidenschaft ziehen.

Da sehbehinderte Kinder zu regelmäßigen Untersuchungen in die Augenklinik kommen müssen, geschieht es möglicherweise, daß die Familie darüber die Besuche beim Kinderarzt für Impfungen und Entwicklungskontrollen vergißt. Das passiert häufiger, wenn das Kind mehrfachbehindert ist und verschiedene Kliniken besuchen muß.

Die grundlegenden Gesundenuntersuchungen (in Deutschland Vorsorgeuntersuchungen) der anderen Kinder der Familie könnten vernachlässigt werden, weil das behinderte Kind soviel Pflege erfordert. Es ist besonders wichtig, daß der Arzt oder die Mütterberatungsstelle die Entwicklung und Pflege aller Kinder der Familie im Auge behält und der Familie hilft, ihre Zeit auf sie aufzuteilen.

Bei Gesundheitsvorsorge sollte das allgemeine Grundprinzip gelten, daß wir uns um die sehbehinderten Kinder in gleicher Weise kümmern wie um die sehenden Kinder. In einigen Fällen ist es jedoch gut, einem blinden Kind besondere Aufmerksamkeit zu schenken. Es kann durch Geräusche oder durch das Schreien anderer Kinder in der Mütterberatungsstelle erschreckt werden. Daher ist es besser, Termine am Beginn oder am Ende eines Tages zu vereinbaren, wenn wahrscheinlich weniger Kinder im Wartezimmer sind.

Die Arten der Sehbehinderungen sind unterschiedlich und werden von der Mütterberatungsstelle nicht immer verstanden. Es ist gut, wenn zumindest eine der Beraterinnen Frühförderkurse mit der Familie besuchen kann, um mit Entwicklungsproblemen, speziellen Erziehungsfragen, Sozialbeihilfen und zahlreichen anderen Fragen, die in allen Altersstufen auftauchen, vertraut zu sein. Es ist auch nützlich, Erfahrungen mit anderen Familien auszutauschen, die so alltägliche Dinge betreffen, wie Füttern, selbständiges Essen, Störungen des Tagesablaufs, Reinlichkeitserziehung, im Winter im Freien Spielen, Tagesbetreuung und vieles andere mehr.

Kapitel 12

DIE ROLLE DES KRANKENHAUSES

Das Krankenhauspersonal, das das sehbehinderte Baby oder Kind pflegt, ist in Krisenzeiten mit der Familie in Kontakt und kann die Früherziehung des Kindes in vielerlei Hinsicht beeinflussen. Augenärztliche Erfahrung ist wichtig, aber es ist ebenso wichtig zu wissen, wie man eine Familie in einer Krisensituation behandelt. Nicht nur das Kind, die gesamte Familie braucht Betreuung. Besonders wichtig ist der Tag, an dem die Familie zum ersten Mal die Diagnose und Prognose ihres Kindes hört. Die meisten Eltern haben keine Erfahrung im Umgang mit Sehbehinderung und der Fachausdruck "sehbehindert" bedeutet für sie Blindheit, auch wenn sie erfahren, daß das Kind Sehfunktionen hat. Besorgnis und Enttäuschung mögen nicht in Worten ausgedrückt werden oder sichtbar sein, aber sie sind da und brauchen Aufmerksamkeit, sowohl während der Ausarbeitung der Diagnose als auch während der Behandlung. Die anfängliche Krise der Familie wird durch eine freundliche und warme Atmosphäre im Krankenhaus positiv beeinflußt werden können.

Es ist leichter für die Familie, ihr Kind mit seiner Behinderung anzunehmen, wenn sie sieht, daß andere das tun.

Manchmal muß das Kind längere Zeit in Krankenhausbehandlung bleiben. Man sollte unbedingt dafür sorgen, daß ein Elternteil ständig bei ihm bleibt. Wenn das unmöglich ist, sollte eine zusätzliche Person in der Abteilung den Großteil ihrer Zeit mit dem Kind verbringen, auch wenn es still und ruhig liegt. "Ruhe" ist üblicherweise ein Zeichen von Angst, wenn das Kind nicht versteht, wohin seine sichere, vertraute

Welt verschwunden ist. Es ist wichtig, daß das Kind soviel wie möglich im Arm gehalten wird, auch im Krankenhaus, und daß man sich Zeit nimmt, mit ihm zu spielen. Die Zeit zwischen Untersuchungen, die der Diagnose dienen, kann für die Stimulation des Sehens und Spiele verwendet werden, die man so einrichtet, daß kompensatorische Funktionen eingeübt werden.

Die Ausarbeitung der Diagnose ist für die Familie eine schwierige Zeit. Die Eltern müssen mit einer Vielzahl von Spezialisten über ihr Kind sprechen: mit Augenärzten, Kinderärzten, dem Personal der Krankenhausabteilung und des Krankenhauses im allgemeinen, Orthoptisten[12], Psychologen, Physiotherapeuten, Logopäden, Ärzten und Personal der Hals-, Nasen-, Ohrenabteilungen und des Hörrehabilitationszentrums, Sozialarbeitern und anderen. Im Fall von Mehrfachbehinderungen kann die Zahl der Personen, die in die Erstuntersuchungen einbezogen werden, katastrophale Ausmaße annehmen. Wenige von uns können es aushalten, über eine so schmerzliche Sache wie die Behinderung des eigenen Kindes mit einer so großen Zahl von Fremden zu sprechen. Wo immer es möglich ist, sollten daher verschiedene Spezialisten zusammenarbeiten, damit die Zahl der Arztbesuche verringert wird, und die Experten einander während der Untersuchung beistehen können. Verschiedene Klinikbesuche können oft an einem Tag durchgeführt werden, wenn sie gut organisiert sind.

Die augenärztliche Untersuchung wird durchgeführt, um eine Diagnose zu bekommen. Das ist zwar wichtig, aber es ist ebenso wichtig, eine komplette Bewertung der Sehfunk-

---

[12] Orthoptik: Behandlungsverfahren zum Herstellen des beidäugigen Sehens vor und nach Schieloperationen, um das Schielauge zu einer wirklichen Teilnahme am binokularen Sehen zu führen

tionen und eine Einschätzung der Entwicklungsstufe des Kindes auszuarbeiten. Das Fachwissen des Orthopisten ist nötig, um das Kind dazu zu bringen, an den therapeutischen Spielsituationen teilzunehmen. Dann kann auch die gebührende Aufmerksamkeit dafür verwendet werden, die Schwere der okulo-motorischen Probleme einzuschätzen.

Die pädagogische Einschätzung der Entwicklungsstufe erfolgt meistens in einer angenehmen Spielsituation mit einem Kinderarzt (auf Kindesentwicklung spezialisiert) und einem Neuropsychologen. Wenn die Eltern die freundliche und positive Atmosphäre während der Untersuchung spüren, wird es weniger schwierig für sie, die Frühförderung des Kindes zu besprechen.

Manchmal wird auch heute noch ein Säugling nicht an die Frühförderung überwiesen, weil "es noch nicht sicher feststeht, daß das Baby sehbehindert ist". Es ist nicht notwendig, die genauen Details zu wissen, wie gut ein Baby sieht. Wenn es eine Verzögerung in der Entwicklung des Sehverhaltens und der motorischen Funktionen gibt, sollte die Frühförderung auch bei unsicherer Diagnose einsetzen. Die Frühförderung schadet dem Kind nicht, auch wenn seine Entwicklungsstörungen von anderen Behinderungen verursacht werden.

Ein Kind sollte niemals als blind bezeichnet werden, solange es die geringste Hoffnung eines Sehrestes gibt. Es gibt mehrere Fälle, in denen das Kind noch mit acht Monaten blind zu sein schien, aber später gelernt hat, sein Sehvermögen zu verwenden. Wenn wir das Kind als blind bezeichnen, werden die Eltern nicht die nötige Motivation haben, das Sehvermögen ihres Kindes zu aktivieren.

Der Moment, in dem den Eltern mitgeteilt wird, daß ihr Kind sehbehindert ist, ist von entscheidender Bedeutung. Erfahrungen von gleichen Situationen und Anteilnahme sind entscheidend, um die medizinischen Befunde und ihre funktionelle Bedeutung so zu schildern, daß die Familie mit dieser Information fertig werden kann. Viel zu oft wird einer Familie eine Diagnose mitgeteilt, die sie nicht verstehen kann, und sie erfährt auch nicht, wie sich ihr Kind wahrscheinlich weiter entwickeln wird. Obwohl sich die Eltern später nicht an Einzelheiten der Unterredung über Pflege, Förderung und Stimulation erinnern können, sollten sie genau besprochen werden. Die gleichen Diskussionen sollten mehrfach während der kommenden Tage wiederholt werden, um sicherzustellen, daß die Eltern verstehen und in der Lage sein werden, ihr Baby zu betreuen, wenn es wieder zu Hause ist. Die Mütterberatungsstelle und die Frühförderung sollten kontaktiert werden, damit sie die Arbeit, die im Krankenhaus begonnen wurde, fortsetzen können.

Wenn das Kind für längere Zeit in Krankenhausbehandlung bleiben muß, sollte der Kontakt mit der Familie so eng wie möglich erhalten bleiben, weil das entscheidend für die Entwicklung des Kindes ist. Während späterer Krankenhausaufenthalte empfindet das Kind das Krankenhaus als weniger angsterregend, wenn es in einem Zimmer ist, das speziell für sehbehinderte Kinder eingerichtet wurde. Sowohl das Bett, als auch die Wände und andere Flächen sollten deutliche Kontraste und Strukturmerkmale aufweisen. Ein nicht-sehbehindertes Kind desselben Alters, das im gleichen Zimmer ist, erweist sich oft als wirkungsvoller Aktivator für das sehbehinderte Kind. Ältere sehbehinderte Kinder müssen sich in der Abteilung bewegen können. Darum ist es wichtig, daß sich Tastwegweiser an Türen und Wänden befinden, um dem Kind die Orientierung zu erleichtern.

Die Situation, mit der die Familie eines sehbehinderten Kindes konfrontiert ist, wird oft als ein dreistufiges Erlebnis beschrieben: erst tiefer Verlust, dann eine allmähliche Annahme und schließlich die Unterdrückung des Schmerzes. Das ist nur selten so. Die Familie macht mehrere Krisen durch, während das Kind aufwächst. Die Behinderung mag besonders schmerzlich sein, wenn es in die Schule kommt, in der Pubertät ist, zur Zeit der Berufsplanung usw. Daher braucht die Familie Ermutigung und Anteilnahme bei jedem einzelnen Kontakt mit den verschiedenen Personen der medizinischen Betreuung und Frühförderung des Kindes.

Frühförderstellen in Österreich

Vorarlberger Blindenverband Frühförderung
Ingrüne 12, A - 6858 Schwarzach
Tel.: 05572/82 21 30

Tiroler Blindenverband Frühförderung
Amraserstraße 87, A - 6023 Innsbruck
Tel.: 0512/42 5 14 82

AVS Frühförderung für Sehgeschädigte
Fromillerstraße 20, A - 9020 Klagenfurt
Tel.: 0463/51 20 350

Landeskrankenhaus Sehschule Frühförderung
Lehenerstraße 1a, A - 5020 Salzburg
Tel.: 0662/31 5 81

Krankenhaus der Barmherzigen Brüder Frühförderung
Seilerstätte 2, A - 4014 Linz
Tel.: 0732/28 97 0

ARGE Frühförderung
Wittelsbachstraße 5, A - 1020 Wien
Tel.: 0222/21 8 08

Frühberatungsstelle des Österreichischen Hilfswerks für Taubblinde und hochgradig Hör- und Sehbehinderte
Stumpergasse 43/2/R4, A - 1060 Wien
Tel.: 0222/597 18 43

Verein VISION
Prof. Franz Spath-Ring 39/34, A - 8042 Graz
Tel.: 0316/47 30 38

Odilien-Institut Frühförderung
Leonhardstraße 130, A - 8010 Graz
Tel.: 0316/31 6 00 oder 0316/32 6 67

Frühförderstellen in der Schweiz

Heilpädagogische Dienste (Frühberatung)

Aquasanastraße 12, CH - 7000 Chur
Tel.: 081/22 73 62

Flurhofstraße 56, CH - 9000 St. Gallen
Tel.: 071/25 66 23

Regionale Kindergärten beider Basel für seh- und mehrfachbehinderte Kinder

Abteilung Sehbehinderte
Hardstraße 23, CH - 4142 Münchenstein
Tel.: 061/46 51 14

Frühberatung Kinderspital Basel Abteilung Ergotherapie
Römergasse 8, CH - 4005 Basel
Tel.: 061/26 26 26

Heilpädagogische Frühberatung für sehbehinderte Kleinkinder

Frau Ruth Marending
Gröderstraße 44, CH - 4658 Däniken
Tel.: 062/65 16 44

Frühförderungsdienst des Sonnenberg

Landhausstraße 20, CH - 6340 Baar
Tel.: 042/31 99 33

Sonderpädagogische Beratungsstelle für blinde und sehschwache Kinder

Döltschihalde 27, CH - 8055 Zürich
Tel.: 01/463 21 29 oder 071/83 44 83

Frühförderstellen in Deutschland

Blindeninstitutsstiftung Würzburg
Ohmstraße 7, 97076 Würzburg

Blindeninstitutsstiftung Außenstelle München
Winthirstraße 24, 80639 München

Blindeninstitutsstiftung Außenstelle Nürnberg
Gärtnerstraße 14, 90408 Nürnberg

Blindeninstitutstiftung Außenstelle Regensburg
Neupfarrplatz 15 93047 Regensburg

Edith-Stein-Schule für Sehbehinderte
Raiffeisenstraße, 85716 Unterschleißheim

Bayerische Landesschule für Blinde
Wintrichring 84, 80992 München

Blindenanstalt Nürnberg e.V.
Brieger Straße 21, 90471 Nürnberg

Private Heimsonderschule für Blinde und Sehbehinderte
St. Josef, 88255 Baindt

Schule für Sehbehinderte
Schillerstraße 3, 74072 Heilbronn

Staatliche Schule für Blinde und Sehbehinderte
Schloßstraße 23, 68549 Ilvesheim

Schule für Sehbehinderte
Weinweg 1, 76131 Karlsruhe

Albrecht-Dürer-Schule
Baumstraße 24, 68309 Mannheim

Schule für Blinde und Sehbehinderte St. Franziskus
Heiligenbronn, 78713 Schramberg

Nikolauspflege Stuttgart
Am Kräherwald 271, 70193 Stuttgart

Schule für Sehbehinderte
Rotweg 127, 70437 Stuttgart

Staatliche Heimsonderschule für Sehbehinderte
Wissenwandstraße 50, 79183 Waldkirch

Johann-August-Zeune-Schule für Blinde
Rothenburgstraße 14, 12165 Berlin

Hermann-Herzog-Schule für Sehbehinderte
Müllerstraße 158/159, 13353 Berlin

Sonderschule für sehbehinderte Kinder
An der Gete 103, 28211 Bremen

Blinden- und Sehbehinderten-Schule
Borgweg 17a, 22303 Hamburg

Hermann-Herzog-Schule für Sehbehinderte
Fritz-Tarnow-Straße 27, 60320 Frankfurt/M.

Johann-Peter-Schäfer-Schule, Schule für Blinde
Mainzer Toranlage 6, 61169 Friedberg

Wilhelm-Lückert-Schule
Adolfstraße 67, 34121 Kassel

Deutsche Blindenstudienanstalt Abteilung Rehabilitation
Am Schlag 8, 35037 Marburg/Lahn

Helen-Keller-Schule
Landgrabenstraße 9, 65199 Wiesbaden

Landesbildungszentrum für Blinde
Bleekstraße 22, 30559 Hannover

Deutsches Taubblindenwerk GmbH
Albert-Schweizer-Hof 27, 30559 Hannover

Schule für Sehbehinderte
Schlägerstraße 36, 30171 Hannover

Rheinische Schule für Blinde
Meckerstraße 1-3, 52353 Düren

Rheinische Schulen für Sehbehinderte
Vetschauer Straße 16-18, 52072 Aachen

Rheinische Schulen für Sehbehinderte
Lärchenweg 23, 40599 Düsseldorf

Rheinische Schulen für Sehbehinderte
Johanniterstraße 103-105, 47053 Duisburg

Rheinische Schulen für Sehbehinderte
Weberstraße, 50676 Köln

Westfälische Schulen für Blinde
Leostraße 1, 33098 Paderborn

Westfälische Schulen für Blinde
Hattroper Weg 70, 59494 Soest

Westfälische Schulen für Sehbehinderte
Bökenkampstraße 15, 33613 Bielefeld

Westfälische Schulen für Sehbehinderte
Marsbruchstraße 178, 44287 Dortmund

Westfälische Schulen für Sehbehinderte
Lasthausstraße 10, 45894 Gelsenkirchen

Westfälische Schulen für Sehbehinderte
Bröderichweg 45, 48159 Münster

Westfälische Schulen für Sehbehinderte
Zur Wolfsschlade 3, 57462 Olpe-Saßmicke

Staatliche Schulen für Blinde und Sehbehinderte
Dillinger Straße, 66822 Lebach

Staatliche Schule für Sehbehinderte, Zentrum der Beratung,
Früherziehung und Unterstützung Sehgeschädigter
Lutherstraße 14, 24837 Schleswig

Paul-und-Charlotte-Kniese-Schule, Schule für Sehbehinderte
Auguststraße 21, 10117 Berlin

Christoffel-Blindenmission, Mobiler Begleitdienst
Paul-Neumann-Straße 55, 14482 Potsdam

Oberlinhaus Potsdam-Babelsberg
Rudolf-Breitscheid-Str. 24, 14482 Potsdam

Schule für Geistigbehinderte
Langhoffstraße 9, 12681 Berlin

Brandenburger Schule für Blinde und Sehbehinderte
Luckenwalder Straße 20, 15711 Königs-Wusterhausen

Samariteranstalten Christoffelhaus Förderungszentrum für
Sehgeschädigte
Alter Postweg 6, 01778 Fürstenwalde

Schule für Sehbehinderte und Blinde, Neukloster
August-Bebel-Allee 7, 23992 Neukloster

Wladimir-Filatow-Schule, Schule für Sehbehinderte
Tieckstraße 1, 04275 Leipzig

Reha-Zentrum für Blinde, Beratungsstelle - ambulante und mobile
Betreuung sehgeschädigter Kinder
Flemmingstraße 8, 09116 Chemnitz

Helmholtzschule, Schule für Sehbehinderte
Bugenhagenstraße 30, 06110 Halle/Saale

Pestalozzischule, Schule für Lernbehinderte und Sehbehinderte
Grete-Minde-Straße 1, 39590 Tangermünde

Landesbildungs- und Beratungszentrum für Hörgeschädigte
Abteilung Taubblinde
Otto-Nuschke-Straße 40, 38820 Halberstadt

F. A. W. Diesterweg - Schule, Staatliche Schule für Sehbehinderte und Blinde
Windmühlenstr. 17, 99425 Weimar

edition bentheim Würzburg

Deutscher Blindenverband e.V.
Mehrfachbehinderte blinde Jugendliche werden erwachsen
Dokumentation in Deutsch und Englisch
1993. 366 S., kart., Best.Nr. 48-1

Werner Boldt
Fortschritt und Hinschritt
1993. 274 S., kart., Best.-Nr. 46-5

Lea Hyvärinen
Sehen im Kindesalter
1993. ca. 100 S., kart., viele Abb., Best.-Nr. 45-7

Gerti Jaritz, Lea Hyvärinen, Herbert Schaden
Lilly & Gogo
Schau- und Spielgeschichten zur Wahrnehmungsschulung
Multimediapaket, Best.-Nr. 50-3

Patricia Sonksen u. Blanche Stiff
Zeig mir, was du siehst
Ein Ratgeber für Eltern und Fachleute zur Entwicklungsförderung schwer sehbehinderter Babies
1993. 64 S., kart., Best.-Nr.100

Rolf Göppel
„Der Friederich, der Friederich"
Das Bild des „schwierigen Kindes" in der Pädagogik des 19. und 20. Jahrhunderts
1989. 350 S., kart., Best.Nr. 17-1

Hanns Kern, Bernd Klostermann
Zugangswege zu Menschen
Aspekte humanistischer Arbeit mit Behinderten
1988. 146 S., kart., Best.Nr. 13-9

Claudia Born u. a.
Du mußt Dich halt behaupten
Die gesellschaftliche Situation behinderter Frauen
1992. 324 S., kart., Best.Nr. 37-6

Ingeborg Müller, Brigitte Brauner
Stellt den Alltag auf den Kopf
Rhönradturnen mit Behinderten
1990. 153 S., kart., Best.Nr. 19-8

Wolfgang Drave (Hrsg.)
In der Bildung benachteiligt
1993. 128 S., kart., Best.Nr. 42-2

Wolfgang Drave (Hrsg.)
1. Klasse Regelschule, blind
Eltern und Lehrer blinder Kinder an Regelgrundschulen berichten
1989. 163 S., 35 Abb., kart., Best.Nr. 08-2

Wolfgang Drave
Lehrer beraten Lehrer
Beratung bei der Integration von sehbehinderten Schülern
1990. 356 S., kart., Best.Nr. 07-4

Lilli Nielsen
Das Ich und der Raum
Aktives Lernen im „Kleinen Raum"
1993. 130 S., kart., 20 Abb., Best.Nr. 44-9

Lilli Nielsen
Bist du blind?
Entwicklungsförderung sehgeschädigter Kinder
1992. 112 S., kart., 20 Abb., Best.Nr. 39-2

Lilli Nielsen
Greife und du kannst begreifen
1992. 74 S., kart., 10 Abb., Best.Nr. 36-8

Andreas Möckel, Armin Müller (Hrsg.)
Erziehung zur rechten Zeit
Festschrift für Erich Hußlein
zum 60. Geburtstag
1990. 208 S., kart., Best.Nr. 31-7

Wilhelm Pfeffer
Förderung schwer geistig Behinderter
Eine Grundlegung
1988. 313 S., kart., Best.Nr. 14-7

G. Adam, E. Hußlein, W. Pfeffer (Hrsg.)
Erziehen als Beruf
Festschrift für Andreas Möckel
zum 60. Geburtstag
1987. 362 S., Best.Nr. 11-2

Manfred Breitinger, Dieter Fischer
Intensivbehinderte lernen leben
1993. 368 S., kart., Best.-Nr. 43-0

Dieter Fischer
**Ich setzte meinen Fuß in die Luft –
und sie trug**
Leben und Lernen mit behinderten
Menschen
1992. insg. 1106 S., kart.,
Best.Nr. 33-3 (Bd. 1), 34-1 (Bd. 2)
35-X (Bd. 3), 38-4 (Bd. 1–3)

Heidemarie Adam
**Mit Gebärden und Bildsymbolen
kommunizieren**
1993. 374 S., kart., Best.Nr. 47-3

Heidemarie Adam
Liebe macht erfinderisch
Ausgewählte Studien zur
Geistigbehindertenpädagogik
1990. 272 S., kart., 23 Abb., Best.Nr. 32-5